Testosteron Steigern

Männlichkeit, Muskelaufbau und maskuline Ausstrahlung:

Die effektivsten Methoden zur signifikanten Erhöhung des Testosteronspiegels
(2., erweiterte Auflage – 2018)

Mario Fried

Haftungsausschluss und rechtliche Hinweise

Dieses Werk ist urheberrechtlich geschützt. Die Übersetzung und Vervielfältigung dieses Werkes oder Teile des Werkes sind ohne die ausdrückliche Zustimmung des Autors untersagt. Alle Quellen und Studien, die zur Erstellung dieses Buches herangezogen wurden, wurden vorher ausgiebig überprüft und für qualitativ hochwertig befunden. Dennoch erfolgt die Umsetzung der darin vorgestellten Methoden auf eigenes Risiko. Der Verlag und der Autor können weder Haftung für Personen-, Sach- oder Vermögensschäden übernehmen, noch für die Richtigkeit und Aktualität der hier enthaltenen Informationen garantieren. Beachten Sie, dass der Inhalt dieses Werkes auf der persönlichen Meinung des Autors basiert, zum Unterhaltungszweck dient und nicht mit medizinischer Hilfe gleichgesetzt werden darf. **Bitte befragen Sie Ihren Arzt zu den in diesem Buch vorgestellten Empfehlungen, bevor Sie diese befolgen.** Eine Garantie für das Erreichen der Ziele wird weder vom Autor, noch vom Verlag übernommen. Beachten Sie für die nachfolgenden Kapitel eventuelle Vorerkrankungen, Allergien oder Unverträglichkeiten, die Ihnen bekannt sind und befragen Sie Ihren Arzt, bevor Sie mit der Umsetzung der Ihnen hier vorgestellten Empfehlungen beginnen. Dies gilt insbesondere vor einer Einnahme von Nahrungsergänzungsmitteln oder anderen Präparaten. Dosierungsangaben sind immer nur als Richtlinien anzusehen und müssen vorher mit einem Arzt besprochen werden. Des Weiteren enthält dieses Buch Links zu anderen Webseiten, auf deren Inhalt wir keinen Einfluss haben und damit keine Gewähr übernehmen können. Zum Zeitpunkt der Erstellung dieses Buches konnten keine Rechtsverstöße verlinkter Webseiten entdeckt werden.

Achtung:

Einige der in diesem Buch vorgestellten sportlichen Aktivitäten können eine starke **Belastung für das Herz** darstellen. Eine entsprechende **kardiologische Untersuchung** wird ausdrücklich empfohlen, bevor Sie mit diesen sportlichen Aktivitäten beginnen.

Inhaltsverzeichnis

Vorwort

Die meisten Informationen, die wir bei einer herkömmlichen Recherche über Testosteron erhalten, basieren auf Rückschlüssen aus Tierversuchen. Im Grunde genommen hat die Forschung auf diesem Gebiet gerade erst richtig begonnen: So wurde innerhalb der letzten fünf Jahre mehrfach bewiesen, dass Testosteron ein hocheffektives körpereigenes Medikament gegen Depressionen, Ängste und Phobien ist. Testosteron steigert nicht nur die Libido und die Muskelmasse beim Mann, sondern beeinflusst auch seine emotionale Wahrnehmung und die Interaktion mit seiner Umwelt. Die hier vorgestellten Konzepte basieren auf dem aktuellsten Wissensstand (2018) und fokussieren sich auf die effektivsten Methoden, mit denen sich der Testosteronspiegel signifikant und langfristig erhöhen lässt. Der Inhalt dieses Buches richtet sich hierbei nicht nur an Männer mit einem nachgewiesenen Testosteronmangel, sondern auch an diejenigen Männer, deren Testosteronspiegel sich nach landläufiger Meinung im „Normalbereich" befindet.

Testosteron – Was es ist und wie es unser Denken, Handeln und Auftreten beeinflusst

Testosteron ist das wichtigste männliche Sexualhormon, das uns bis heute bekannt ist. Die zwei Kernaufgaben von Testosteron sind hierbei die Ausbildung der männlichen Geschlechtsmerkmale sowie das Gewährleisten der Fortpflanzung.

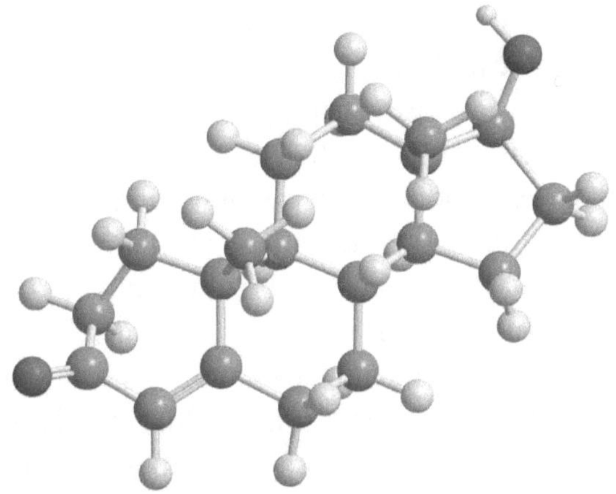

Bei näherer Betrachtung stellen wir fest, dass kaum ein anderes Hormon einen so starken Einfluss auf den männlichen Charakter ausübt wie das Testosteron. Umgangssprachlich ausgedrückt, sichert es Ihnen als Mann – und Sie wiederum Ihrer Familie – das „Überleben in der Wildnis".

Testosteron erhöht oder beschleunigt unter anderem:

- Die Risikobereitschaft
- Das Selbstvertrauen
- Die Libido
- Die Dominanz und Durchsetzungsfähigkeit
- Die körperliche Leistungsfähigkeit
- Den Muskelaufbau
- Die Fettverbrennung

Somit hat der Testosteronspiegel eines Mannes auch einen maßgeblichen Einfluss darauf, wie attraktiv dieser von anderen Frauen empfunden wird: Das weibliche Geschlecht ist bis zum heutigen Tag genetisch darauf programmiert, überlebenskritische Eigenschaften am Verhalten eines Mannes zu erkennen. Besonders interessant sind hierbei die Ergebnisse aktueller Studien, die immer stärker darauf hindeuten, welchen starken Einfluss das Testosteron auf unsere Emotionen ausübt. So ist das Testosteron nicht nur in der Lage, Depressionen zu bekämpfen, sondern auch Ängste und soziale Phobien deutlich zu mildern. Dies ist verbunden mit einem Anstieg des wahrgenommenen Selbstbewusstseins und zeichnet sich unter anderem durch folgende, unterbewusst kommunizierte Signale nach außen hin ab:

- Dominanter und intensiver Augenkontakt
- Selteneres Blinzeln
- Offene Körperhaltung
- Beanspruchung von „viel Platz"

- „Bauchstimme" statt „Kehlkopfstimme" – Die Stimme wirkt dadurch tiefer
- Selbstsichere Tonalität – Die Stimme geht am Satzende runter und setzt somit einen „Punkt"
- Kontrolliertere Bewegungsabläufe statt hektische Bewegungen
- Verminderte Reaktion auf die Mimik des Gegenübers

Da ein Großteil der zwischenmenschlichen Kommunikation auf nonverbaler Basis geschieht, ist der Testosteronspiegel ein ausschlaggebender Faktor dafür, wie „maskulin" wir einen Mann empfinden. Die Körpersprache wird expressiver, die Stimme wirkt tiefer, lauter und sicherer, der Augenkontakt wird intensiver gehalten und die Reaktion auf die Mimik gegenüberstehender Personen nimmt ab. Vereinfacht ausgedrückt: Ein hoher Testosteronspiegel steigert die subjektiv wahrgenommene Attraktivität eines Mannes, indem er seine Ausstrahlung verbessert und ihn maskuliner erscheinen lässt.

Bei Männern wird das Testosteron größtenteils in den Hoden produziert (ca. 95%). Auch Frauen produzieren Testosteron – jedoch zu einem wesentlich geringeren Anteil als Männer. Etwa 95-98% des gesamten Testosterons sind an Proteine gebunden (SHBG und Albumin), weswegen nur das sogenannte „Freie Testosteron" seine volle Wirkung im menschlichen Organismus entfalten kann. Der Testosteronwert (gesamt) eines erwachsenen Mannes liegt bei durchschnittlich 3-10ng je Milliliter Blutserum.

Körperliche und psychische Symptome eines zu niedrigen Testosteronspiegels

Männer, die langfristig unter einem Testosteronmangel leiden, begegnen einer Reihe verschiedener physischer und psychischer Symptome.

Körperliche Symptome eines zu niedrigen Testosteronspiegels:

- Muskelabbau
- Gewichtszunahme durch Fett (insbesondere im Gesichts- und Bauchbereich)
- Gewichtszunahme durch Wassereinlagerung
- Verlangsamte Regeneration des Körpers
- Erektile Dysfunktion
- Schlafstörungen trotz Müdigkeit
- Osteoporose
- Verminderte Spermienzahl

Psychische Symptome eines zu niedrigen Testosteronspiegels:

- Depressionen oder tendenziell depressive Stimmung
- Stimmungsschwankungen
- Antriebslosigkeit

- Abfall der Libido
- Vermindertes Selbstwertgefühl
- Beklommenheit und ein deutlich gemindertes Selbstbewusstsein

Ein dauerhaft niedriger Testosteronspiegel ist auch immer ein Einschnitt in die eigene Männlichkeit. Neben den oben erwähnten Folgen, sinkt auch die Attraktivität gegenüber dem anderen Geschlecht oder dem eigenen Geschlechtspartner – leider nicht nur optisch: Sinkt der Testosteronspiegel beim Mann, so wirkt sich dies auch fast immer auf sein Verhalten aus. Häufig kommt es dabei zu einer depressiven Verstimmung, allgemeiner Antriebslosigkeit und einem Abfall des eigenen Selbstwertgefühls. Langfristig können Männer hierbei in einen Teufelskreis geraten, bei dem der Stresspegel noch weiter ansteigt, ihr Testosteronspiegel noch stärker abfällt und die Cortisol- und Östrogenwerte (Stress- und weibliches Sexualhormon) ununterbrochen in die Höhe schießen.

Testosteronmangel in allen Altersgruppen? Dies sind die Hauptursachen

Es ist weitläufig bekannt, dass bei Männern der Testosteronspiegel ab dem 30. Lebensjahr jährlich um etwa 1-2% abnimmt. Doch nicht nur die ältere Generation ist von diesem Problem betroffen.

Seit der Industrialisierung hat sich vieles in unserer heutigen Umwelt stark verändert – und in den meisten Fällen auch zum Positiven. So ist die heutige Lebenserwartung eines Menschen so hoch wie nie zuvor. Leider sieht es bei dem Thema „Testosteron" nicht ganz so positiv aus.

Die häufigsten Ursachen hierfür sind:

- Erhöhter Stress durch Leistungsdruck und Umweltfaktoren
- Automatisierte Prozesse, die körperlich verrichtete Arbeit ersetzen
- Alkoholkonsum
- Wasser und Getränke aus Plastikflaschen
- Verminderte Aufnahme von Vitamin D (Arbeitsalltag in geschlossenen Räumen)
- Übermäßig betriebener Ausdauersport im jungen Alter

- Schlafmangel und verminderte Schlafqualität
- Unausgewogene Ernährung und für Männer ungeeignete Ernährungstrends
- Fettleibigkeit
- Östrogene in Nahrungs- und Lebensmitteln

Kinder und Jugendliche stehen ab dem sechsten Lebensjahr unter Leistungsdruck: Hausaufgaben, Schultests, Ausbildung und Studium. Etwa ab dem 16. Lebensjahr beginnen die ersten Partys und damit einhergehend der Alkoholkonsum – zu Beginn aus Neugier und Spaß – später dann, um ein Stück weit an den Wochenenden dem Alltag zu entkommen. Eine ganze Gesellschaft arbeitet im Geschlossenen und verzichtet jahrelang auf Sonnenlicht und damit auch auf die Produktion von Vitamin D. Phthalathaltige Plastikflaschen sind günstiger als Glasflaschen und leichter zu transportieren – wenn auch mehrfach bewiesen wurde, dass sie dem Testosteronspiegel einen erheblichen Schaden zufügen.

Hinzu kommen: Vermehrte Östrogenproduktion durch ernährungsbedingte Fettleibigkeit, unnatürliche Ernährungsweisen und östrogenbelastete Nahrungsmittel aus dem Supermarkt, die die Testosteronproduktion im Keim ersticken. Zum Schlafen bleibt natürlich auch nur wenig Zeit, denn der Berufsalltag beginnt, sobald die ersten Vögel zwitschern.

All diese genannten Punkte sind spezifische Probleme unserer heutigen Zeit und bei Weitem nicht die einzigen – es gibt sehr viele mehr und in der Summe stellen sie ein ernstzunehmendes Problem für Männer dar.

Ein Testosteronmangel wird nicht immer als ein solcher (an)erkannt:

Ein häufig diskutierter <u>Kritikpunkt</u> ist in diesem Zusammenhang der *offizielle Normbereich* für Testosteron bei erwachsenen Männern: Demnach wird jeder Wert zwischen 3ng/ ml und 10ng/ ml als „normal und gesund" erachtet. Männer mit Testosteronwerten am oberen Ende dieser Skala produzieren somit jedoch bis zu <u>300%</u> mehr Testosteron als Männer, deren Testosteronspiegel sich am unteren Ende des „Norm(al)bereichs" befinden. Aus diesem Grund sollten Sie nach einer ärztlichen Untersuchung auch immer selbst einen Blick auf die Ergebnisse werfen, um herauszufinden, wie es tatsächlich um Ihren Testosteronspiegel steht und wie groß das Potenzial ist, das Sie eventuell verschenken.

Theoretische Grundlagen zum Verständnis der Wirkungsweise von Testosteron: Testosteron, DHT, Östrogene, Cortisol und Cholesterin

Entstehung und Funktionsweise von Testosteron und DHT

Bei Männern wird das Testosteron zu etwa 95% im Hoden gebildet. Verantwortlich dafür ist das *Luteinisierende Hormon* (LH), das die Testosteronproduktion in den sogenannten *Leydig-Zwischenzellen* (welche sich im Hoden befinden) veranlasst. Die restlichen 5% des Testosterons werden in der Nebennierenrinde produziert.

Im Blut angelangt, werden ca. 95-98% des Testosterons an *SHBG- oder Albumin-Proteine* gebunden, wodurch das meiste Testosteron, das produziert wird, zunächst einmal „unbrauchbar" wird. Die restlichen 2-5% des Testosterons werden als *Freies Testosteron* bezeichnet. Das Freie Testosteron kann seine Wirkung anschließend dadurch entfalten, dass es an sogenannte

Androgenrezeptoren andockt, die in den verschiedensten Organen unseres Körpers verteilt sind.

Ein weiteres Enzym namens *Steroid-5α-Reduktase* (SRD5) kann außerdem einen Teil des Testosterons zu *Dihydrotestosteron* (DHT) metabolisieren, das biologisch betrachtet sogar weitaus aktiver und einflussreicher ist als das ursprüngliche Testosteron.

Menschen mit einem hohen DHT-Spiegel besitzen in der Regel eine sichtbar definierte Muskulatur. Subjektiv betrachtet, erscheinen sie uns häufig „stärker als erwartet" und können meist trotz geringer Muskelmasse sehr viel Kraft aufbringen.

Aromatase und Östrogene (Estrogene) – Das weibliche Pendant zum Testosteron

Östrogene sind weibliche Sexualhormone, die ein gesunder Mann im Vergleich zu einer Frau nur zu einem sehr viel geringeren Anteil produziert. Im männlichen Körper wird das Östrogen zu einem kleinen Anteil im Hoden gebildet. Interessant wird es, wenn wir die zweite Methode der Östrogenbildung im männlichen Körper näher betrachten: In diesem Fall werden Östrogene im männlichen Fettgewebe gebildet. Genauer gesagt, wird Testosteron im Fettgewebe zu Östrogen umgewandelt. Verantwortlich hierfür ist das Enzym *Aromatase*. Dieser Prozess ist ständig intakt, sodass wir immer auch einen geringen Teil Östrogen im männlichen Körper vorfinden.

Ausgeprägte Folgen dieses Prozesses sind besonders gut nach der äußerlichen Zufuhr von künstlichem Testosteron zu beobachten – besonders dann, wenn hohe Dosen des künstlichen Testosterons zugeführt wurden, ohne die Einnahme von sogenannten Aromatasehemmern. In einigen Fällen kann der Körper so viel Testosteron in Östrogen umgewandelt haben, dass sich bei der Person nach dem Absetzen der Testosteron-Injektionen Brüste bilden, ähnlich wie bei einer Frau.

Der Grund hierfür ist, dass die Testosteronzufuhr von außen die körpereigene Testosteronproduktion herunterregulieren lässt (geringere LH-Ausschüttung), welche nach dem Absetzen der Injektionen wieder Zeit benötigt, um sich zu reaktivieren. In diesem Stadium kann es zu einem signifikanten Ungleichgewicht zwischen dem Testosteron- und dem Östrogenspiegel kommen, was eine Verweiblichung des männlichen Körpers bewirkt.

Zusammenfassend sollten Sie sich merken, dass sich Testosteron im Fettgewebe zu Östrogenen umwandelt und dieser Prozess durch Aromatase hervorgerufen wird, welche sich vor allem im Fettgewebe anhäuft.

Grundsätzlich gilt: Je mehr Fettgewebe ein Mann besitzt, desto mehr Testosteron wird in Östrogene umgewandelt.

Bis heute ist relativ wenig darüber bekannt, welche genaue Rolle das Östrogen bei Männern spielt. Fest steht, dass das Östrogen bis zu einem gewissen Grad auch für Männer notwendig ist und sogar positive Auswirkungen auf den männlichen Körper hat – überraschenderweise auch in Bezug auf den Muskelaufbau. Überhöhte Östrogenwerte bei Männer bewirken jedoch unter anderem die Zunahme von Fettgewebe, Wassereinlagerungen und – im weiteren Sinne – auch die Entwicklung weiblicher Verhaltensmuster. Solange die Testosteronspiegel-Erhöhung durch Eigenproduktion erzielt wird (und nicht durch äußerliche Zufuhr von künstlichem Testosteron erfolgt) und sich der Körperfettanteil parallel hierzu in einem gesunden Bereich befindet, ist keine bedenkliche Steigerung des Östrogenspiegels zu erwarten. Künstliche Aromatasehemmer, welche beispielsweise im Bodybuilding-Bereich eingesetzt werden, um die Östrogenbildung zu unterdrücken, sind in diesem Fall nicht nur unnötig, sondern in vielerlei Hinsicht auch gesundheitsschädlich und mit großer Wahrscheinlichkeit kanzerogen.

Cortisol – Der „Erzfeind" des Testosterons?

Vereinfacht können wir zusammenfassen, dass Cortisol in einem gewissen Rahmen überlebenswichtig ist. Andererseits konkurriert es mit dem Testosteron und hemmt es:

Cortisol ist ein Stresshormon, das zum einen unser Immunsystem herunterreguliert. So wird es in der Medizin häufig dazu verwendet, körpereigene Überreaktionen des Immunsystems (beispielsweise allergische Reaktionen) zu besänftigen.

Zum anderen hat das Cortisol – im Gegensatz zum Testosteron – einen katabolen (abbauenden) Effekt auf den Körper. Es fördert Stoffwechselprozesse, die dafür zuständig sind, mehr Energie bereitzustellen, indem es beispielsweise Aminosäuren aus der Muskulatur herauslöst und somit die Muskulatur aktiv angreift. Mit anderen Worten: Je höher Ihr Cortisolspiegel ist, desto schwieriger werden Sie Ihre Muskelmasse erhalten können oder neue Muskelmasse aufbauen.

Steigt der Cortisolspiegel für längere Zeit zu stark an, kann es zum Muskelabbau und zur Wasser- und Fetteinlagerung im Körper kommen, was wiederum die Aromataseprozesse begünstigt und auf längere Sicht den Östrogenspiegel steigert. Des Weiteren hat Cortisol die Eigenschaft, dass es Fette aus verschiedenen

Bereichen des Körpers in das sogenannte viszerale Fettgewebe transportiert. Hierbei handelt es sich um das innere Bauchfettgewebe, das sich unterhalb der Bauchmuskulatur befindet und unter anderem verantwortlich für Herzkrankheiten, Krebserkrankungen und Diabetes Typ 2 sein kann. Außerdem schwächt ein verhältnismäßig überhöhter Cortisolspiegel auch unser Immunsystem, dessen Aufgabe es ist, uns vor Krankheiten schützen.

Eine kurzzeitig hohe Cortisolausschüttung ist oftmals durch körperlichen Stress bedingt (Sport oder intensive körperliche Arbeit) und als relativ harmlos anzusehen. Der Hauptgrund für eine langfristig überhöhte Cortisolausschüttung hingegen ist psychischer Stress und zählt aus diesem Grund zu den typischen „Volkserkrankungen" unserer heutigen Zeit. Ein langfristig überhöhter Cortisolspiegel geht mit allen genannten gesundheitlichen Problematiken einher und ist im Gegensatz zu den kurzfristigen Cortisol-Peaks, die durch körperlichen Stress verursacht werden, gesundheitsschädigend und wirkt sich äußerst negativ auf den Testosteronspiegel aus.

Cholesterin – Der Baustein unserer Hormone

Zum weiteren Verständnis der Thematik wird hier noch das Cholesterin aufgeführt. Cholesterin ist – in wenigen Worten – der Baustein unserer Hormone und damit besonders interessant für uns, in Bezug auf die Testosteronproduktion.

Das Gesamt-Cholesterin setzt sich zusammen aus dem *HDL-* und dem *LDL- Cholesterin*. Das LDL – auch das „böse Cholesterin" genannt – kann in überschüssigen Mengen Arterien verstopfen und somit zu einer Vielzahl gesundheitlicher Probleme führen. Das HDL („gutes Cholesterin") hingegen besitzt die Eigenschaft, das LDL aus den Arterien zu lösen und zur Leber abzutransportieren, wo das LDL wieder abgebaut werden kann.

Cholesterin wird teilweise direkt im menschlichen Körper produziert (ca. 600mg pro Tag) und zum anderen Teil über tierische Nahrungsmittel wie beispielsweise Hühnereiern (ca. 250mg pro Ei) oder Butter aufgenommen.

Die optimale Trainingsgestaltung zur Steigerung des Testosteronspiegels

Bevor es gleich darum geht, wie Sie durch intelligentes Training Ihren Testosteronspiegel erhöhen können, möchte ich auf ein Gerücht zu sprechen kommen, das sich innerhalb der letzten Jahre in der Bodybuilding-Szene etabliert hat. Zwar ist es richtig, dass künstlich zugeführtes Testosteron (aufgrund der extremen Dosierungen) einen stärkeren Effekt auf den Muskelaufbau hat als die natürliche Steigerung des Testosteronspiegels. Es ist jedoch nicht so, dass eine natürliche Steigerung des Testosteronspiegels keinen Effekt auf den Muskelaufbau und auf das optische Aussehen Ihres Körpers hätte, nur weil Sie nicht zur Spritze greifen. Wenn Sie es schaffen, Ihren Testosteronspiegel auf natürliche Art und Weise um 50 bis 300% zu erhöhen, werden Sie definitiv Ergebnisse erzielen können, die sichtbar sein werden.

Zum einen werden Sie deutlich effektiver, intensiver und motivierter trainieren können und dadurch eine höhere Trainingsintensität erreichen, was selbstverständlich zu einem schnelleren Muskelaufbau führen wird. Zum anderen ist es so, dass bereits eine leichte Anhebung des Testosteronspiegels die Fettverbrennung stark erhöht, wodurch Ihre Muskeln definierter aussehen werden. Wenn es Ihnen außerdem gelingt, Ihren Testosteronspiegel <u>deutlich</u> zu erhöhen (um 100 bis 300%), wird dies zu einem Anstieg der Proteinbiosynthese-Rate führen, wodurch sich der Muskelaufbau ebenfalls beschleunigt. Zu guter Letzt wissen wir, dass bereits ein leichter Anstieg des Testosteronspiegels die unmittelbare Senkung des Cortisolspiegels herbeiführt, wodurch Ihr Körper weniger Muskeln abbauen wird an trainingsfreien Tagen. Sie müssen also keineswegs zur Spritze greifen: Wenn Sie es schaffen, Ihren Testosteronspiegel auf natürliche Art und Weise zu erhöhen, dann werden Sie es auch an Ihrem Spiegelbild erkennen können.

Ausdauersport

Nun wissen Sie bereits, dass Fettleibigkeit aufgrund der Aromataseprozesse unseren Testosteronspiegel senkt und den Östrogenspiegel erhöht. So könnte man schnell auf die Idee kommen, dass Ausdauersportarten, bei denen viel Fett verbrannt wird, die richtige Wahl für die Steigerung des Testosteronspiegels seien.

In Wirklichkeit haben Ausdauersportarten jedoch eine deutlich negative Auswirkung auf den Testosteronspiegel. So erhöhen Ausdauersportarten – wenn diese zu häufig betrieben werden – den Cortisolspiegel, während die Testosteronproduktion stark abnimmt.

Da Ausdauersport auf der anderen Seite jedoch auch viele positive Eigenschaften mit sich bringt und dem Herz-Kreislauf-System zugutekommt, müssen Sie nicht komplett darauf verzichten. Eine gute Alternative hierzu, die sich wesentlich besser mit Ihrem Testosteronspiegel vereinbaren lässt, ist das Spazieren im Schnellschritt. Die zweite Alternative sind Team- und Kampfsportarten. Diese können Ihren Testosteronspiegel sogar positiv beeinflussen. Der Grund dafür ist, dass Wettkampfsituationen ebenfalls die Ausschüttung von Testosteron fördern.

Kraftsport

Das Heben von schweren Gewichten in kurzen Zeitintervallen ist eine der effektivsten Methoden, mit denen sich der Testosteronspiegel erhöhen lässt. Mit der richtigen Trainingsmethode erzielt selbst ein 20-jähriger, junger Mann mit Testosteronwerten, die sich bereits in einem gesunden Bereich befinden, in kürzester Zeit beeindruckende Ergebnisse: Innerhalb von vier Wochen kann der Testosteronspiegel um etwa 40% gesteigert und der Cortisolspiegel um etwa 20% gesenkt werden. Das entsprechende Training hierfür sieht wie folgt aus:

1. Fokussieren Sie sich insbesondere auf die großen Muskelgruppen: Beine, unterer und oberer Rücken und die Brust. Je größer der Muskel ist, der trainiert wird, desto größer ist der testosteronsteigernde

Effekt. Führen Sie Verbundübungen aus, bei denen mehrere Muskelgruppen gleichzeitig beansprucht werden.

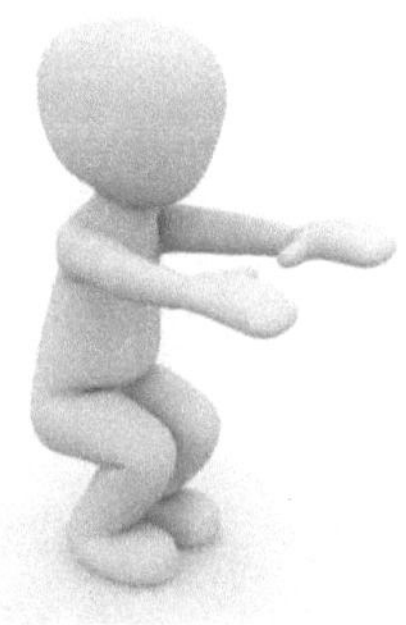

Trainieren Sie Ihre Beine und den Gluteus Maximus (Po) mit schweren Kniebeugen!

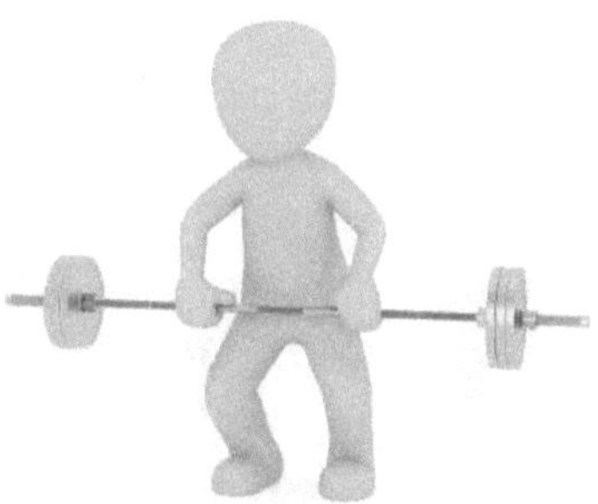

Praktizieren Sie Kreuzheben, um insbesondere die untere Rückenpartie zu trainieren! Weitere beteiligte Muskeln: Gluteus Maximus, Beinmuskulatur, Nackenmuskulatur uvm.

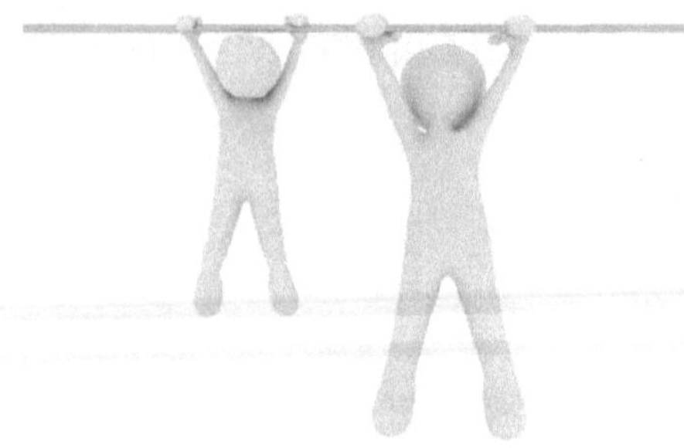

Für den oberen Rücken, den Bizeps und die Unterarme empfehlen sich Klimmzüge.

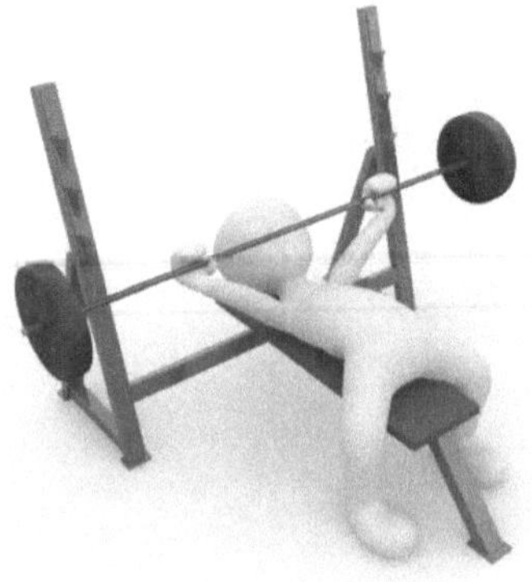

Ihre Brust, Ihren Trizeps und die Schultern trainieren Sie mit dem Bankdrücken.

Bei all diesen Übungen sind viele verschiedene Muskeln und Muskelgruppen beteiligt, weswegen sie für die Testosteronproduktion so effektiv sind.

2. Trainieren Sie mit schweren Gewichten bei etwa fünf bis acht Wiederholungen pro Trainingssatz.

3. Finetuning a) Im Hinblick auf die Testosteronausschüttung beträgt die ideale Pausenlänge zwischen den Trainingssätzen ziemlich genau 90 Sekunden. Wenn Sie jedoch das Gefühl haben sollten, dass Sie mehr Pause benötigen, dann hören Sie auf dieses Gefühl, um das Zentralnervensystem nicht zu überlasten.

4. Finetuning b) Achten Sie darauf, dass Ihre Trainingseinheiten sich auf maximal 45 Minuten beschränken, um die Cortisolausschüttung zu minimieren.

5. Als Anfänger sollten Sie zwischen drei bis viermal pro Woche trainieren, da Ihr Körper Zeit für die Regeneration benötigt. Ein Übertraining kann schnell das Gegenteil bewirken, sobald zu viel Cortisol produziert wird.

Zusammenhänge zwischen der Körperhaltung und dem Testosteronspiegel

Doch Sport kann scheinbar auch indirekt den Testosteronspiegel erhöhen: Laut der Studie *„Power Posing: Brief Nonverbal Displays Affect Neuroendocrine Levels and Risk Tolerance"*, die 2010 von *Psychological Science OnlineFirst* veröffentlicht wurde, steht der Testosteronspiegel im direkten Zusammenhang mit der Körperhaltung. 42 Studienteilnehmer, die nicht über das eigentliche Forschungsmotiv informiert wurden (um Placebo-Effekte zu vermeiden), wurden in zwei Gruppen unterteilt. Die Studie unter der Leitung von Amy Cuddy (Harvard University) war wie folgt aufgebaut:

Gruppe *High-Power*

Die erste Gruppe („High-Power") sollte jeweils eine Minute lang nacheinander in zwei verschiedenen „Power Posen" verharren, die – optisch betrachtet – in erster Linie Macht demonstrieren.

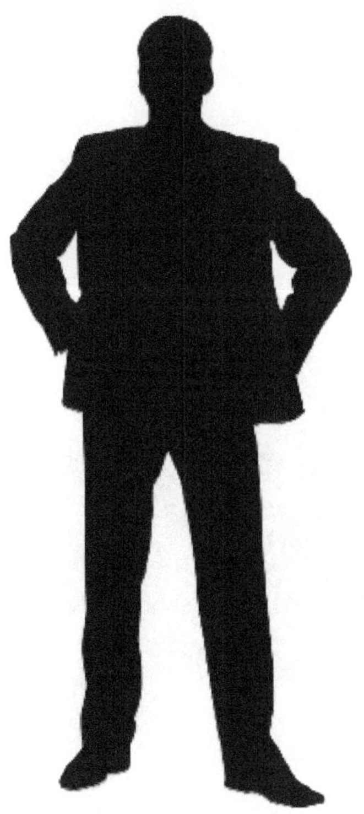

- Gerader Stand und/ oder zurückgelehnt und/ oder mit den Händen auf einem Tisch abgestützt
- Schulter nach hinten
- Brust raus
- Bauch rein
- Kopf leicht nach oben geneigt

Gruppe *Low-Power*

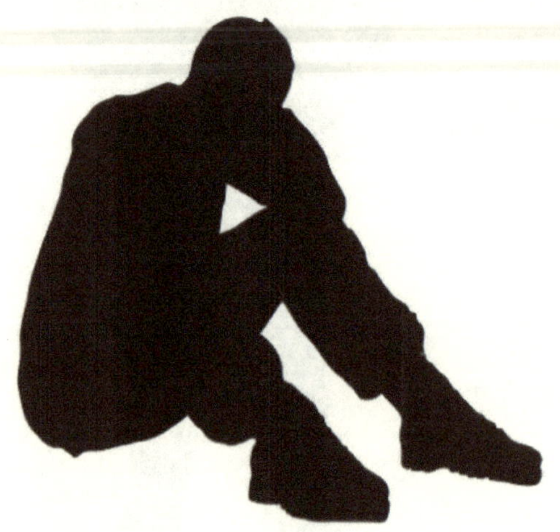

Die zweite Gruppe („Low-Power") wurde darum gebeten, zwei Minuten am Stück die gegenteilige Körperhaltung einzunehmen und den Körper weitestgehend zu verschränken.

Ergebnisse:

1. Die Teilnehmer der Gruppe High-Power gaben an, dass sie sich nach diesen zwei Minuten deutlich selbstbewusster und glücklicher

fühlten. Die Teilnehmer der Gruppe Low-Power hingegen verspürten die exakt gegenteiligen Gefühle.

2. Ohne die Teilnehmer bis zu diesem Zeitpunkt darüber in Kenntnis zu setzen, wurden beide Gruppen auf ihre Testosteron- und Cortisolwerte getestet. Die Gruppe Low-Power notierte hierbei einen Abfall des Testosteronspiegels um 10% und einen Anstieg des Cortisolspiegels um 17%. Die Gruppe High-Power hingegen konnte ihren Testosteronwert um durchschnittlich 19% steigern und den Cortisolspiegel um 25% verringern.

Eine gesunde Körperhaltung lässt laut dieser Studie den Testosteronspiegel in kürzester Zeit ansteigen, wohingegen eine verschränkte und schüchterne Körperhaltung den Testosteronspiegel senken und den Cortisolspiegel ansteigen lässt. So weit, so gut.

Doch können wir einer einzigen Studie vertrauen? Die Ergebnisse von Amy Cuddy lösten eine ganze Reihe von Vergleichsstudien aus. Einige hiervon untermauerten die Annahmen von Cuddy, andere wiederum widerlegten die Hypothese, dass die Körperhaltung in so kurzer Zeit einen Einfluss auf den Testosteron- bzw. Cortisolspiegel hätte. An diesem Beispiel sieht man ein weiteres Mal, wie schwierig es ist, zuverlässige Aussagen über wissenschaftliche Studienergebnisse zu treffen.

Betrachten wir alle Studien, die zu diesem Thema gemacht wurden, so stellen wir fest, dass die Körperhaltung tatsächlich den Hormonhaushalt zu beeinflussen scheint. Ob das Einnehmen einer „Power Pose" innerhalb von zwei Minuten eine signifikante Erhöhung des Testosteronspiegels bei wirklich allen Menschen verursacht, wage ich persönlich jedoch zu bezweifeln. Betrachten wir dennoch weitere Studienergebnisse zu diesem Thema, so ist es ziemlich wahrscheinlich, dass die Körperhaltung (zumindest langfristig betrachtet) den Testosteronspiegel, Cortisolspiegel und viele weitere Hormone durchaus beeinflusst.

Vergleichbare Studien hierzu finden Sie unter dem folgenden Link:

https://docs.google.com/spreadsheets/d/1VZQxTNGncn-x7nz9OsNXmkz9rFkhdYEjzNXN7vqrYKA/pubhtml?gid=1181532305&single=true

Zuletzt überprüft am: 26. April 2018

Die Erklärung für diese Annahme ist relativ simpel: Die Produktion des Testosterons wird durch das Luteinisierende Hormon veranlasst. Wie viel Testosteron Sie produzieren, unterliegt also nicht nur den äußeren Faktoren wie Ernährung, Sport und Supplemente, sondern auch den chemischen Prozessen in Ihrem Gehirn. Zahlreiche Studien zeigen, dass eben diese chemischen Prozesse durch unsere Körperhaltung erheblich beeinflusst werden können – insbesondere auf langfristige Sicht.

In der Praxis bedeutet das...

Wenn Sie Ihre Körperhaltung langfristig verbessern möchten, dann führen Sie einfach die beiden folgenden Übungen zweimal wöchentlich aus. Abgesehen davon, dass beide Übungen Ihre Körperhaltung und Statur enorm verbessern können, ist es – zumindest auf langfristige Sicht – ziemlich wahrscheinlich, dass diese auch Ihren Testosteronspiegel positiv beeinflussen werden.

Face Pulls

Neben einem allgemeinen Ganzkörpertraining, gibt es eine ganz spezielle Übung, die besonders hilfreich dabei ist, die Schulterblätter nach hinten zu ziehen: „Face Pulls".

Hierbei handelt es sich um eine Übung am Kabelzug, bei der die zwei Enden eines Seiles von der Höhe der Brust in Richtung Gesicht gezogen werden, sodass der höchste Punkt der Spannung (frontal betrachtet) eine „Doppel-Bizeps-Pose" ergibt.

Während die meisten Oberkörper-Übungen wie Bankdrücken, Schulterdrücken aber auch Übungen für den Rücken, die Körperhaltung im Verlauf der Zeit nach innen „biegen" und für eine trainingsbedingte, verschlossene Körperhaltung sorgen können, ziehen Face Pulls die Schulterblätter nach hinten und öffnen die Brustpartie. Auch das Kreuzheben hat einen starken positiven Einfluss auf die Körperhaltung, da es den unteren Rücken stabilisiert.

Planks

„Planks" eignen sich hervorragend dafür, um insbesondere Ihre Rumpfmuskulatur zu stärken. Daneben werden außerdem viele kleine Muskeln und Muskelgruppen Ihres Körpers beansprucht, die für einen stabilen Stand verantwortlich sind.

Übungsablauf:

- Stützen Sie sich mit den Zehenspitzen und den Unterarmen auf den Boden, sodass Sie mit Ihrem Körper eine gerade Linie bilden.
- Ihre Daumen sollten dabei nach oben zeigen.

- Die Beine sollten leicht geöffnet stehen und angespannt sein.
- Ellenbogen und Schulter bilden eine senkrechte Linie zum Boden (im 90° Winkel).
- Spannen Sie Ihre gesamte Rumpfmuskulatur an und versuchen Sie, diese Anspannung so intensiv wie möglich zu spüren.
- Halten Sie diese Position solange Sie können (30 bis 60 Sekunden).
- Machen Sie eine kurze Pause und wiederholen Sie diese Übung zwei weitere Male.

Häufige Fehlerquellen:

- Achten Sie darauf, dass Sie dabei nicht Ihren Kopf anheben.
- Heben Sie nicht den Po an.

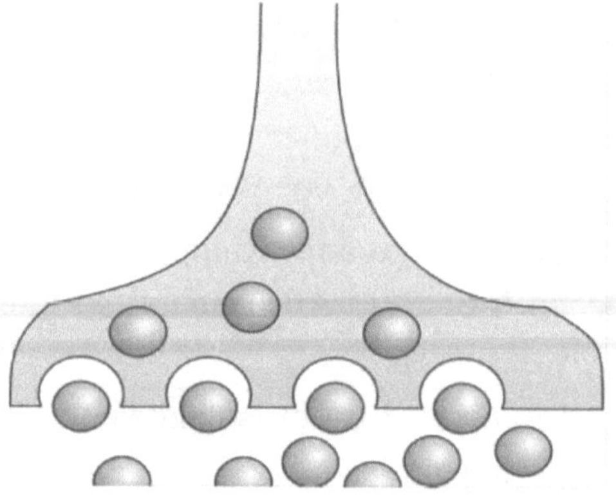

Androgenrezeptoren aktivieren und Testosteron verwertbar machen

Androgenrezeptoren (kurz: AR) sind die „Bindungsstellen" für Testosteron und DHT. Diese befinden sich in den unterschiedlichsten Organen unseres Körpers. Die gewünschten Wirkungen des Testosterons (oder DHT) entfalten sich also erst dann, wenn diese an einen AR andocken – ein entscheidender Faktor, der leider viel zu selten berücksichtigt wird. Biologisch betrachtet, können Sie Ihren Testosteronspiegel so stark erhöhen wie Sie möchten. Wenn die AR vollständig besetzt sind und kein Testosteron an sich binden können, bleiben die erwünschten Wirkungen des Testosterons aus. Aus diesem Grund ist es wichtig, zum einen die Dichte der AR zu erhöhen und zum anderen die Sensitivität (Aufnahmefähigkeit) der AR zu steigern. Die einfachste Möglichkeit hierfür ist das Krafttraining. Je mehr Muskelmasse Sie während des Trainings aktivieren und aufbauen, desto stärker erhöht sich die Dichte und Sensitivität Ihrer AR. Einen geeigneten Trainingsplan hierfür haben Sie im entsprechenden Kapitel dieses Buches kennengelernt. Grundsätzlich gilt:

- Verbundübungen ausführen, bei denen viele Muskelgruppen beansprucht werden: Kniebeugen, Kreuzheben, Klimmzüge, Bankdrücken etc.

- Schwere Gewichte bei niedriger Wiederholungszahl (fünf bis acht Wiederholungen pro Satz)

Eine weitere Möglichkeit, die Dichte der AR zu steigern, ist die erhöhte Zufuhr von *Carnitin*. Aktuell existieren zwei Humanstudien, von denen beide belegen, dass die Supplementierung mit 2g L-Carnitin L-Tartrat pro Tag, die Anzahl der aktiven AR innerhalb von drei Wochen drastisch erhöhen kann. Überraschenderweise war dieser Effekt bei bereits trainierenden Männern (Kraftsport) – in Relation betrachtet – sogar noch größer als bei denen, die keinen Kraftsport betrieben. Mit anderen Worten: Kraftsport und eine zusätzliche Zufuhr von L-Carnitin L-Tartrat verstärken sich scheinbar gegenseitig.

Spätestens jetzt sollte uns also klar werden, dass Kraftsport die Nummer 1 auf unserer „To-do-Liste" sein sollte,

a) wenn es darum geht, den Testosteronspiegel zu erhöhen und

b) um überhaupt von einem hohen Testosteronspiegel profitieren zu können.

Es ist die nachweislich effektivste Methode, den Testosteronspiegel zu erhöhen und <u>gleichzeitig</u> die Anzahl der aktiven Androgenrezeptoren zu steigern, ohne die uns ein hoher Testosteronspiegel absolut keinen Vorteil verschafft. Das Supplementieren mit L-Carnitin L-Tartrate wäre in diesem Sinne ein zusätzlicher „Bonus".

Eine dritte Möglichkeit, die Anzahl der AR zu steigern, ist die Supplementierung mit Forskolin. Detaillierte Informationen zu diesem Pflanzenextrakt erhalten Sie in dem entsprechenden Kapitel, in dem wir die Wirksamkeit verschiedener Testosteron-Booster besprechen werden.

Ernährung und Supplemente

Die richtige Ernährung ist der erste Schritt, der eine angemessene Testosteronproduktion überhaupt erst ermöglicht. Dazu muss der Körper mit verschiedensten Makro- und Mikronährstoffen versorgt werden und das in ausreichenden und aufeinander abgestimmten Mengen. Eine ausgewogene Ernährung, die auf Fetten, Proteinen, langkettigen Kohlenhydraten, breitgefächerten Vitaminen und anderen Mikronährstoffen basiert, ist die Grundlage für eine optimale Testosteronproduktion.

Makronährstoffe – Proteine, Kohlenhydrate und Fette

Proteine

Proteine (Eiweiß) sind die Bausteine unserer Zellen. Über die Nahrung aufgenommen, zerlegt unser Körper das Protein in seine verschiedenen Aminosäuren, aus denen neue Zellen aufgebaut werden können. Diesen Vorgang bezeichnen wir als die Proteinbiosynthese.

Achten Sie darauf, Ihren Körper mit ausreichend Protein zu versorgen, ohne es dabei zu übertreiben. Sollten Sie Kraftsport betreiben, liegt die empfohlene Menge bei etwa 1,5-2g Eiweiß pro Kilogramm

Körpergewicht, ansonsten bei etwa 1g pro Kilogramm Körpergewicht. Geeignete Proteinquellen sind:

- Fisch
- Fleisch
- Milch und Milchprodukte
- Eier
- Macadamianüsse
- Paranüsse

Kohlenhydrate

Kohlenhydrate sind – neben den Fetten – die Hauptquelle unserer Energieversorgung. Unser Körper zerlegt sie in Zucker und nutzt sie anschließend zur Verbrennung und damit zur Energieerzeugung. Unterschieden werden hierbei die langkettigen und die kurzkettigen Kohlenhydrate.

Kurzkettige Kohlenhydrate besitzen die Eigenschaft, ihre gesamte Energie schlagartig ins Blut abzugeben – in Form von Zucker. Dadurch kommt es zu einem schnellen Blutzuckeranstieg, gefolgt von einem raschen Abfall. Im Vergleich hierzu benötigt unser Körper mehr Zeit, um langkettige Kohlenhydrate zu zerlegen, wodurch die Energieversorgung wesentlich gleichmäßiger stattfindet.

Als Faustregel gilt, die Aufnahme von kurzkettigen Kohlenhydraten zu minimieren und den Konsum von langkettigen Kohlenhydraten zu maximieren – wobei Früchte in moderaten Mengen eine Ausnahme darstellen, da diese unserem Körper viele andere wertvolle Nährstoffe liefern und keine allzu starken Insulin-Peaks verursachen.

Kurzkettige Kohlenhydrate sind vor allem in Süßigkeiten, Früchten, Milch und zuckerhaltigen Getränken enthalten – aber auch in vielen Fertiggerichten und fertigen Saucen versteckt.

Geeignete Quellen für langkettige Kohlenhydrate sind:

- Hafer (glutenfreie Variante)
- Kartoffeln
- Reis
- aber auch spezielle glutenfreie Vollkornnudeln und andere glutenfreie Vollkornprodukte

(Wie sich Gluten auf den Testosteronspiegel auswirkt, erfahren Sie im nächsten Kapitel).

Wichtig: Vermeiden Sie Low Carb Diäten oder ketogene Ernährungsweisen, wenn es Ihnen darum geht, den Testosteronspiegel zu steigern. Es ist wissenschaftlich ziemlich gut belegt, dass ein Kohlenhydratmangel unweigerlich zum Abfall des Testosteronspiegels führt. Die empfohlene Menge an Kohlenhydraten liegt bei 40-60% der gesamten Kalorienzufuhr. Eine geeignete Formel hierzu finden Sie auf den nächsten Seiten.

Fette

Bei diesem Thema wird es besonders spannend. Grundsätzlich gilt, dass etwa 30-40% der täglichen Kalorienzufuhr durch Fette aufgenommen werden sollte, um eine optimale Testosteronproduktion zu gewährleisten.

Zunächst einmal unterscheiden wir hierbei zwischen gesättigten und ungesättigten Fettsäuren. Gesättigte Fettsäuren werden vor allem durch den Konsum von Fleisch und Milchprodukten aufgenommen. Sie gelten im Volksmund als „bedenklich" – doch dazu später mehr.

Ungesättigte Fettsäuren werden unterteilt in *„einfach"* *ungesättigte Fettsäuren* und *„mehrfach" ungesättigte Fettsäuren*. Einfach ungesättigte Fettsäuren wirken sich positiv auf den Cholesterinspiegel aus, da sie das „böse" LDL-Cholesterin senken und das „gute" HDL-Cholesterin steigern. Einfach ungesättigte Fettsäuren sind in hohen Mengen vorhanden in:

- Olivenöl
- Oliven
- Avocados

Mehrfach ungesättigte Fettsäuren sind beispielsweise das Omega-3 und das Omega-6. Mehrfach ungesättigte

Fettsäuren tendieren dazu, den Testosteronspiegel deutlich zu senken, insbesondere dann, wenn sie den Anteil der gesättigten Fettsäuren übersteigen(!). Eine Kombination von möglichst vielen gesättigten und einfach ungesättigten Fettsäuren hingegen ist optimal für die Testosteronproduktion.

Somit ist es nicht damit getan, zu sagen, dass tierische Fette schlecht und pflanzliche Fette gut seien. Vielmehr kommt es darauf an, das richtige Verhältnis zu finden. Fette, die wirklich unter Verdacht stehen, gravierende gesundheitliche Probleme zu verursachen, sind übrigens die sogenannten Transfette, die bei der industriellen Weiterverarbeitung von natürlichen Fetten entstehen. Beispielhafte Schlagwörter hierfür sind: Kartoffelchips, frittiertes Gebäck, Margarine, Fertiggerichte etc.

Optimale Aufteilung der Makronährstoffe im Hinblick auf den Testosteronspiegel

Um Ihnen das Leben etwas zu vereinfachen, möchte ich Ihnen außerdem drei Formeln mit auf den Weg geben, mit denen Sie ziemlich genau bestimmen können, wie viele Kohlenhydrate, Proteine und Fette Sie täglich konsumieren sollten. Falls Sie Ihren täglichen Kalorienbedarf noch nicht kennen, können Sie hierfür einen Kalorienbedarfsrechner aus dem Internet benutzen. Achten Sie darauf, dass dieser Ihre täglichen körperlichen Aktivitäten berücksichtigt (Beruf, Sport und andere Hobbys).

- Tägl. Fettbedarf (g) = Kalorienbedarf pro Tag (kcal) * 0,3 bis 0,35 / 9,3
- Tägl. Kohlenhydratbedarf (g) = Kalorienbedarf pro Tag (kcal) * 0,4 bis 0,45 / 4,1
- Tägl. Proteinbedarf (g) = Kalorienbedarf pro Tag (kcal) * 0,2 bis 0,25 / 4,1

Für einen Mann, der sich beispielsweise 3.000 kcal am Tag zuführen möchte, bedeutet dies, dass er etwa 100-115g Fett, 300-340g Kohlenhydrate und 150-190g Proteine pro Tag konsumieren würde (Kohlenhydrate und Proteine liefern jeweils etwa 4,1 kcal und Fette liefern etwa 9,3 kcal je Gramm).

Anmerkung: Zwar sollten Sie darauf achten, dass Sie diese Faustregeln nicht komplett außer Acht lassen, damit Sie die gewünschten Resultate möglichst schnell erzielen können. Auf der anderen Seite ist es natürlich so, dass Sie ein menschliches Wesen sind, das nicht auf Perfektion ausgelegt ist und neben dem Testosteronspiegel auch andere Dinge im Leben berücksichtigen muss. Machen Sie sich also nicht verrückt und sehen Sie diese Formeln als Guidelines und nicht als strikte Regeln, die Sie von nun an haargenau so einhalten müssen. Wenn Sie sich an einem Wochenende mal nicht so „testosteronfreundlich" ernährt haben, dann brauchen Sie nicht zu befürchten, dass Ihr Testosteronspiegel an diesem Tag um 90% sinken wird. Vielmehr geht es hierbei um das Große und Ganze: Wie ernähren Sie sich diese Woche, diesen Monat und dieses Jahr?

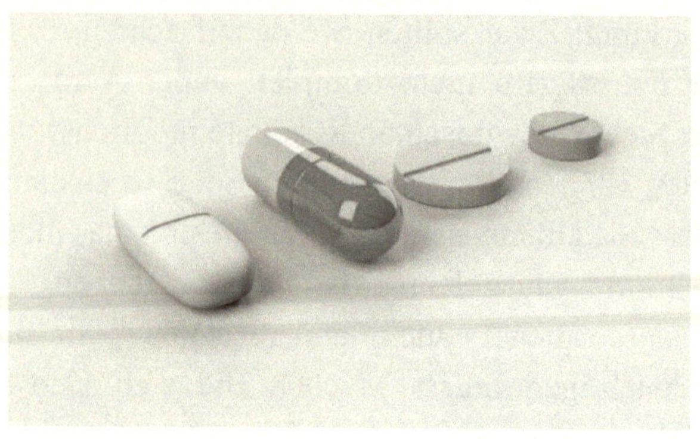

Mikronährstoffe und die Frage der Supplementierung

Etwas komplexer wird es, wenn wir die Mikronährstoffe betrachten.
Hierzu zählen verschiedenste Nährstoffe wie Vitamine, Spurenelemente und Mineralstoffe. Glücklicherweise lässt sich dieses Feld relativ einfach damit abdecken, indem auf eine ausgewogene und breitgefächerte Ernährungsweise geachtet wird. Nahrungsmittel wie Brokkoli, Joghurt, Äpfel, Fisch, Fleisch, Eier, Kartoffeln, Reis, Hafer, Gurken, Pfirsiche, Bananen und Zitrusfrüchte decken bereits ein großes Spektrum der benötigten Mikronährstoffe ab.

Diese vier Mikronährstoffe haben einen immensen Einfluss auf den Testosteronspiegel:

Vitamin D

Vitamin D3 ist ein entscheidender Einflussfaktor für die Testosteronproduktion und sein Mangel eine der häufigsten Ursachen für ein Testosterondefizit. Unser Körper ist in der Lage, das Vitamin D3 eigenständig zu produzieren, wenn wir unsere Haut der Sonneneinstrahlung aussetzen. An dieser Stelle beginnt jedoch auch schon das Problem: Zum einen ist Deutschland nicht unbedingt für gutes Wetter bekannt. Zum anderen hat sich der Berufsalltag vieler Erwachsener in geschlossene Räume verlagert, sodass bei immer mehr Menschen in Deutschland ein Vitamin D-Mangel zum Vorschein kommt. Aus diesem Grund macht es durchaus Sinn, Vitamin D3-Präparate für den Ausgleich eines eventuellen Vitamin D-Defizits einzunehmen. Die Supplementierung von Vitamin D sollte dabei niemals ohne die parallele Einnahme von Vitamin K2 geschehen, da sich ansonsten Nieren- und Blasensteine bilden können.

Die langfristig empfohlene Tagesdosis zur Supplementierung liegt bei etwa 2000 IE Vitamin D3 und 150 µg des sogenannten „Vitamin K2 MK7" (in Abhängigkeit von den jeweiligen Lebensumständen der Person und der jeweiligen Jahreszeit).

Zink

Zink ist ein essentielles Spurenelement, das unser Körper nicht eigenständig produzieren kann, weswegen es über die Nahrung aufgenommen werden muss. In Bezug auf den Testosteronspiegel gilt folgende These als eindeutig wissenschaftlich bewiesen:

Besteht ein Zinkmangel im Körper, kommt es zu massiven Einbußen bei der körpereigenen Testosteronproduktion. Besteht jedoch kein Mangel an Zink, erzielt das überschüssige Zink keinen weiteren Vorteil in Bezug auf den Testosteronspiegel. Ein weiterer Effekt von Zink ist, dass es die SHBG-Konzentration in unserem Organismus verringern kann. Dies bewirkt einen Anstieg des Freien Testosterons – also dem Anteil unseres Gesamt-Testosterons, der aktiv in unserem Körper wirken kann.

Die medizinisch empfohlene Tagesdosis für Männer, die keinen Sport betreiben, liegt bei ca. 10mg Zink.

Besonders häufig wird Zink im Sport- und Kraftsportbereich supplementiert. Die Dosen liegen hierbei bei etwa 10-30mg Zink pro Tag. Dennoch muss hierbei darauf hingewiesen werden, dass die langfristigen Nebenwirkungen zu hoher Dosen bislang unerforscht sind.

Natürliche Nahrungsmittel mit besonders hohem Zinkgehalt sind übrigens Kürbiskerne (ca. 7mg/ 100g), Haferflocken (ca. 4mg/ 100g) und Fleischprodukte (ca. 3-5mg/ 100g).

Magnesium

Ein weiteres Spurenelement, das in direkter Verbindung mit unserem Testosteronspiegel steht, ist das Magnesium. Die empfohlene Tagesdosis an Magnesium beträgt etwa 400mg pro Tag für Männer.

Natürliche Quellen mit hohem Magnesiumgehalt sind:

- Hafer (ca. 180mg/ 100g)
- Vollkornprodukte (ca. 100-180mg/ 100g)
- Bananen (ca. 90mg/ 100g)
- Naturreis (ca. 120mg/ 100g)
- Sonnenblumenkerne (ca. 320mg/ 100g)

Auch Magnesium besitzt die Eigenschaft, den Anteil des Freien Testosterons zu erhöhen, indem es den SHBG-Anteil in unserem Körper senkt. Besonders häufig leiden Sportler an einem Magnesiummangel, da ihr Bedarf wesentlich größer ist, als der eines nicht-trainierenden Menschen, weswegen auch hier eine Supplementierung für einen erheblichen Anstieg des Testosteronspiegels sorgen kann. Die natürliche Aufnahme von Magnesium bleibt dennoch die sicherste Variante.

Bor

Zu guter Letzt widmen wir uns dem Bor. Paradoxerweise ist ausgerechnet das Bor eines der am wenigsten beachteten Mikronährstoffe, wenn es um die Testosteronproduktion geht. Nach neuester Studienlage wissen wir, dass Bor einen enormen Einfluss auf die Testosteronproduktion hat. Genau wie Zink und Magnesium weist auch Bor die Eigenschaft auf, die SHBG-Werte zu senken und damit mehr Testosteron im Körper freizusetzen. Die empfohlene Tagesdosis von Bor beträgt etwa 5-10mg. Ideale, natürliche Bor-Quellen sind hierbei:

- Pfirsiche (ca. 7mg/ 100g)
- Gurken (ca. 3,6mg/ 100g)
- Pflaumen (ca. 2,7mg/ 100g)

Ein einzelner Pfirsich wiegt durchschnittlich etwa 100g und eignet sich somit optimal zur Abdeckung des täglichen Bor-Bedarfs.

Kreatin

Kreatin ist eine Aminosäureverbindung, die unser Körper in geringen Mengen selbst produziert (ca. 1,5g am Tag) und einen weiteren Teil über die Nahrung aufnimmt. Bekannt ist Kreatin vor allem aus dem Kraftsport-Bereich, da bereits in zahlreichen Studien belegt werden konnte, dass es die Leistungsfähigkeit der Muskeln deutlich erhöht. Relativ wenigen Menschen ist jedoch bekannt, dass Kreatin auch den Testosteronspiegel und das DHT erhöht.

Wenn wir davon ausgehen, dass ein Mensch täglich etwa 1,5g des Kreatins selbst produziert, weitere 2g über die Nahrung aufnimmt und zusätzlich 5-8g Kreatin-Monohydrat supplementiert, können wir innerhalb von vier Wochen einen Anstieg des Testosteronspiegels um etwa 10% sowie einen Anstieg des DHT-Spiegels um 30%(!) erwarten. Die wichtigsten Kreatin-Lieferanten sind hierbei:

- Rindfleisch
- Schweinefleisch
- Hering
- Lachs und
- Thunfisch

mit jeweils etwa 4-5g Kreatin pro Kilogramm. Aufgrund dessen leiden insbesondere Vegetarier und Veganer häufig unter einem dauerhaften Kreatin-Mangel. Eine Supplementierung kann bei diesen Gruppen somit „wahre Wunder" bewirken. Nicht-Vegetarier können ca. 4-5g Kreatin täglich supplementieren, Vegetarier etwa 2g mehr.

Hierbei ist grundsätzlich zu empfehlen, das einfache, deutsche *Kreatin-Monohydrat* zu supplementieren – teure Alternativen bringen keine zusätzlichen Vorteile.

Das Pulver sollte so feinkörnig wie möglich sein, damit es optimal vom Körper aufgenommen werden kann. Gesundheitliche Risiken bei einer dauerhaften Supplementierung von Kreatin sind bis heute nicht bekannt. Dennoch ist zu empfehlen, alle zwei bis drei Monate die Supplementierung für zwei bis vier Wochen abzusetzen und anschließend wieder von vorne zu beginnen. Eine (theoretisch) mögliche Langzeit-Nebenwirkung bei einer dauerhaft ununterbrochenen Supplementierung wäre die Abnahme der körpereigenen Kreatinproduktion, worüber bis heute sehr wenig bekannt ist. Aus diesem Grund sind vorsichtshalber kurze Supplementierungspausen zu empfehlen.

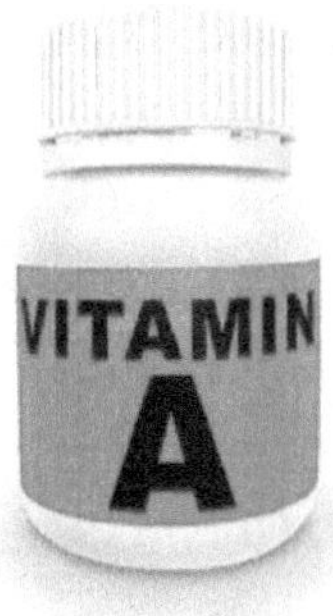
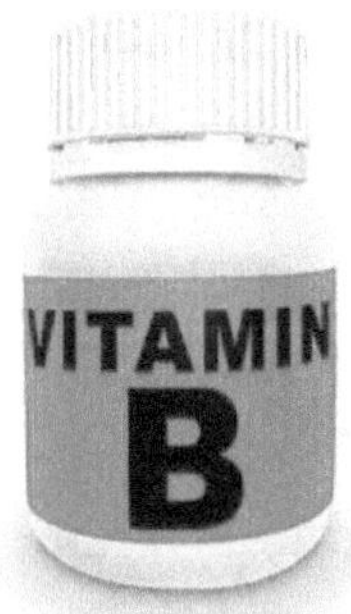

Weitere wichtige Einflussfaktoren: Vitamin A und B

An dieser Stelle können wir es relativ kurz halten. Der Mangel von Vitamin A führt unmittelbar zu einer geringeren Testosteronproduktion. Gleiches gilt für Vitamin B. Hinzu kommt jedoch, dass ein Vitamin B-Mangel den Östrogenspiegel bei Männern erhöht. Während Vitamin A besonders in pflanzlichen Lebensmitteln wie Karotten, Süßkartoffeln oder Eisbergsalat enthalten ist, bieten tierische Lebensmittel wie Fisch, Fleisch, Eier und Milchprodukte die Basis für eine ausreichende Vitamin B-Zufuhr.

Achtung: Eine dauerhafte Supplementierung mit künstlichen Vitaminen (insbesondere Vitamin A, Vitamin E und Vitamin B) sollte gemieden werden, da hier der Verdacht auf kanzerogene Langzeitfolgen besteht.

Diese Nahrungsmittel senken den Testosteronspiegel erheblich

Es gibt eine Reihe von Lebensmitteln, die sich erwiesenermaßen äußerst negativ auf den Testosteronspiegel auswirken. Unglücklicherweise zählt hierzu auch ein großes Spektrum an Lebensmitteln, die sich in Bezug auf andere gesundheitliche Aspekte als durchaus positiv bewährt haben. Grundsätzlich gilt auch hier: Die Menge macht das Gift.

Leinsamen

Diese können schon bei einem geringen Verzehr größere Auswirkungen auf den Testosteronspiegel haben. Besonders problematisch sind Leinsamen deshalb, weil sie für einen Anstieg des SHBG im Körper sorgen und somit zusätzlich noch das Freie Testosteron im Körper verringern.

Des Weiteren beinhalten Leinsamen in höherer Konzentration sogenannte *Lignane*, die den Östrogenen strukturell sehr ähnlich sind und ebenso im Körper wirken. Lignane senken nachgewiesenermaßen sowohl den Testosteronspiegel, als auch das noch stärker wirksame DHT.

Minze

In mehreren Studien konnte belegt werden, dass Minzearten wie Pfefferminze und insbesondere die grüne Minze, den Testosteronspiegel binnen weniger Tage um 20-50% senken konnten. Die genaue Ursache hierfür ist zum aktuellen Zeitpunkt nicht bekannt.

Mandeln, Walnüsse und Erdnüsse

Sowohl Mandeln als auch Walnüsse sind uns in erster Linie als gesunde Protein-, Kalorien- und Mikronährstoff-Lieferanten bekannt. Hinsichtlich der Testosteronproduktion sind auch sie jedoch nur mit Vorsicht zu genießen. Ähnlich wie Leinsamen erhöhen auch Mandeln und Walnüsse den SHBG-Anteil um ca. 10-20% und senken somit das Freie Testosteron.

Erdnüsse hingegen beeinflussen den SHBG-Anteil kaum, beinhalten jedoch in großen Mengen *Beta-Sitosterol*, das eine Hemmung des Steroid-5α-Reduktase-Enzyms verursacht, wodurch der DHT-Spiegel stark abfallen kann.

Es gibt jedoch auch Nüsse, die problemlos verzehrt werden können, ohne den Testosteronspiegel negativ zu beeinflussen. Hierzu zählen vor allem *Macadamia- und die Paranüsse*.

Sojaprodukte

Sojaöl besteht zu etwa 50% aus mehrfach ungesättigten Fettsäuren. Diese tendieren eindeutig dazu, den Testosteronspiegel zu senken. Fakt ist außerdem, dass Sojaprodukte in hoher Konzentration pflanzliche Östrogene enthalten, die von menschlichen Rezeptoren auch tatsächlich angenommen werden. Besonders der *übermäßige* Konsum von Sojaprodukten senkt nachweislich den Testosteron- und den DHT-Spiegel in teilweise gravierendem Ausmaß. Der Hauptgrund hierfür sind die darin enthaltenen pflanzlichen Östrogene: Genistein, Glycitein und Daidzein.

Alkoholische Getränke

Der Konsum von alkoholischen Getränken kann den Testosteronspiegel erheblich senken – insbesondere dann, wenn ein regelmäßiger Alkoholkonsum stattfindet. Der Grund hierfür ist, vereinfacht ausgedrückt, dass durch Alkohol der allgemeine Hormonhaushalt in vielerlei Hinsicht beeinflusst und durcheinandergebracht wird. Hinzu kommt, dass Alkohol die Aromataseproduktion hochfährt und dadurch vermehrt Testosteron in Östrogen umgewandelt wird.

Getränke aus der Plastikflasche

Plastikverpackungen und Plastikflaschen beinhalten Weichmacher (beispielsweise Phthalate und Bisphenol), die verschiedenste, östrogene Wirkungen in unserem Körper verursachen.

Aufgrund der Vielzahl von Studien, die an Menschen ausgeführt wurden, ist es heute unumstritten, dass Plastikverpackungen den Testosteronspiegel senken. Die schlechte Nachricht hierbei ist, dass wir Plastikverpackungen kaum vermeiden können, da nahezu alle Lebensmittel in ihnen konserviert werden. Die gute Nachricht hingegen ist, dass wir die bedenklichsten Formen dieser Verpackungen jedoch relativ einfach vermeiden können. Wasser und Getränke aus Plastikflaschen weisen eine besonders hohe Konzentration an chemischen Verbindungen auf, die den Testosteronspiegel langsam aber sicher senken. Dieser Effekt ist dann besonders groß, wenn das darin enthaltene Getränk kohlensäurehaltig ist. Wenn Sie doch einmal zu einer Plastikflasche greifen müssen, achten Sie unbedingt darauf, dass die Flasche nicht der Wärme ausgesetzt wird – beispielsweise durch Sonneneinstrahlung. Die einfachste Methode zur Minimierung dieser chemischen Belastung ist somit der Umstieg auf Getränke aus der Glasflasche. Auch sollten Sie Ihr Essen niemals in einem Plastikbehälter aufwärmen. Dies gilt insbesondere für Fertigprodukte, die für die Mikrowelle gedacht sind.

Glutenhaltige Produkte

Zwar genießt Gluten ohnehin keinen besonders guten Ruf, wenn es um das Thema „gesunde Ernährung" geht, doch Gluten hat auch negative Auswirkungen auf den Testosteronspiegel. Es bewirkt die vermehrte Produktion des Hormons Prolaktin, das wiederum die Eigenschaft besitzt, den Testosteronspiegel erheblich zu senken. Problematisch ist Gluten aber auch deshalb, weil es in so vielen Nahrungsmitteln enthalten ist. Solange Sie nicht unter einer Glutenunverträglichkeit leiden, liegt es an Ihnen, wie weit Sie mit der glutenfreien Ernährung gehen möchten – zugegebenermaßen ist das nicht immer wirklich einfach. Als die bedenklichsten „Glutenbomben" unter allen Getreidesorten gelten übrigens der Dinkel und der Weizen, weshalb diese Getreidesorten von Männern möglichst gemieden werden sollten.

Testosteron und (Alltags-) Drogen: Kaffee, Zucker, Zigaretten, Alkohol und Cannabis

In diesem Abschnitt geht es nicht um die Beurteilung, ob Kaffee, Zigaretten, Alkohol und Cannabis gut oder schlecht sind, sondern lediglich darum, wie sie sich auf den Testosteronspiegel auswirken. Dass insbesondere der Konsum von Zigaretten und Alkohol für jährlich abertausende, krankheitsbedingte Todesfälle verantwortlich ist, dürfte mittlerweile jedem Erwachsenen bekannt sein.

Koffein

Wie in vielen westlichen Ländern zählt auch in Deutschland der Kaffee zur Alltagsdroge Nummer 1. Neben dem Geschmack ist insbesondere der darin enthaltene Wirkstoff Koffein ein Grund für seine Beliebtheit.

Koffein ist eine relativ milde Stimulans, die in erster Linie dazu genutzt wird, Müdigkeit zu vertreiben und den Kreislauf anzuregen.

Doch tatsächlich hat es auch eine Wirkung auf unseren Testosteronspiegel. Viele Studien haben gezeigt, dass der Konsum von Koffein die Testosteronausschüttung zwar leicht, aber deutlich (ca. 10-15%) erhöht. Da scheint es beinah paradox, dass gleichzeitig auch ein damit einhergehender Anstieg des Cortisolspiegels aufgezeigt wurde.

Eine Ausnahme hierbei waren die Ergebnisse einer Studie, bei dem die Versuchspersonen koffeinhaltige Kaugummis kauen sollten. Hierbei stieg lediglich der Testosteronspiegel an, während der Cortisolspiegel unverändert blieb. Eine mögliche Erklärung hierfür wäre, dass das Kauen von Kaugummis den Stresspegel und damit auch den Cortisolgehalt im Körper zu senken scheint, wie es in einer weiteren Studie von *Physiology & Behavior / Elsevier (2009)* festgestellt wurde.

Zucker

Die Verteufelung von Zucker hat innerhalb der letzten Jahre ein noch nie dagewesenes Ausmaß angenommen. Auch in Bezug auf den Testosteronspiegel wird der Zucker häufig als „Testosteron-Killer schlechthin" dargestellt. Diese Aussage beruht im Wesentlichen auf einer Studie, bei der einer Gruppe von Männern purer Zucker verabreicht und anschließend festgestellt wurde, dass ihr Testosteronspiegel signifikant gesunken war. Was hierbei jedoch nicht angemerkt wird, ist, dass nach dem Konsum von Zucker (genau wie bei allen Kohlenhydraten) ein Insulinausstoß erfolgt, der das Freie Testosteron lediglich an seine Rezeptoren transportiert. Somit sinkt selbstverständlich auch der Testosteronwert im Blut. Bis heute gibt es keinen Nachweis dafür, dass Zucker den Testosteronwert nachhaltig senkt. Was jedoch durchaus problematisch sein kann, ist, wenn übermäßiger Zuckerkonsum zu Fettleibigkeit führt. Das nämlich hat – wie wir nun bereits wissen – die Folge, dass mehr Testosteron in Östrogen umgewandelt wird und infolgedessen der Testosterongehalt sinkt, während der Östrogenspiegel ansteigt.

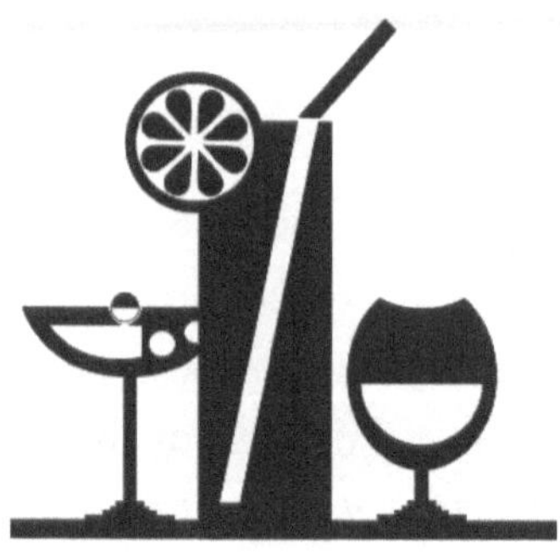

Alkohol

Der Konsum von alkoholischen Getränken steht im direkten Zusammenhang mit dem Senken des Testosteronspiegels bei Männern – hierfür muss jedoch ein bestimmter Grenzwert überschritten werden, der bei jedem Menschen unterschiedlich hoch sein kann. Geringe Mengen Alkohol beeinflussen den Testosteronspiegel bei den meisten Männern kaum, können diesen sogar für kurze Zeit leicht erhöhen. Problematisch wird es allerdings dann, wenn es zu einem Rauschzustand kommt oder der Alkoholkonsum regelmäßig über einen längeren Zeitraum stattfindet. Dann nämlich beginnt der Testosteronspiegel drastisch zu sinken. Übrigens steht Bier unter Verdacht – das im

Vergleich zu Schnäpsen eher weniger Alkohol enthält – eine besonders starke Auswirkung auf den menschlichen Hormonhaushalt auszuüben. In dem darin enthaltenen Hopfen ist das sogenannte 8-Prenylnaringenin vorzufinden – ein Phytoöstrogen, das strukturell sehr stark den uns bekannten Östrogenen ähnelt.

Nikotin und Tabakprodukte

Tabakprodukte enthalten – neben Nikotin – viele weitere, natürliche und künstliche Inhaltsstoffe, die als besonders gesundheitsschädigend eingestuft werden. Im Hinblick auf den Testosteronspiegel scheinen sie diesen jedoch sogar minimal zu begünstigen – zumindest auf dem ersten Blick: Nikotin ist ein leichter Aromatasehemmer, der zu einem geringen Teil die körpereigene Umwandlung von Testosteron in Östrogene unterbindet und somit für einen leichten Anstieg des Testosteronspiegels sorgt. Das große Problem jedoch ist, dass ein Raucher, langfristig betrachtet, wesentlich häufiger Krankheiten und Erkältungen erleidet als ein Nichtraucher. Somit relativiert sich dieser vermeintliche Vorteil des Rauchens wieder sehr schnell, da Erkältungen und andere Erkrankungen den Testosteronspiegel schlagartig senken können.

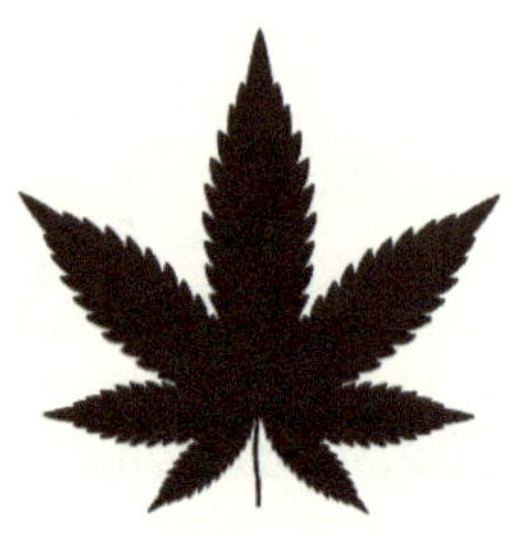

Cannabis

Eine der umstrittensten, natürlichen Drogen ist nach wie vor der Cannabis und insbesondere seine getrockneten Blüten, die das sogenannte THC enthalten, das den typischen Cannabisrausch verursacht. Neben dem Ruf einer Freizeitdroge, gewinnt Cannabis eine immer größer werdende Relevanz in der alternativen Medizin. Unabhängig davon, ob Cannabis nun „gut" oder „böse" ist, gilt festzuhalten, dass es weiterhin eine der meist konsumierten Drogen der Welt ist. Somit stellt sich für uns die Frage, welche Auswirkungen der Cannabiskonsum auf den Testosteronspiegel hat.

Grundsätzlich haben verschiedene Studien gezeigt, dass der Cannabisrausch eine geringfügige Senkung des Testosteronspiegels verursachen kann (aber nicht muss!). Von welchen weiteren Faktoren dies letztendlich abhängig ist, ist noch immer nicht bekannt. Die Fälle, bei denen es zu einer geringfügigen Veränderung des Testosteronspiegels kam, waren alle reversibel, sodass sich die Testosteronwerte innerhalb von 24 Stunden wieder ungefähr dort einpendelten, wo sie ursprünglich lagen. Auch gibt es bislang keine Indizien dafür, dass ein langfristiger Cannabiskonsum in der Lage wäre, den Testosteronspiegel wesentlich länger als 24 Stunden zu beeinflussen.

Testosteron-Cremes und -Pflaster

Der heutige Lifestyle-Markt für Männer ist überflutet von verschiedensten Testosteron-Präparaten, die schnell und wirksam den Testosteronspiegel anheben sollen. Der Wirkungsmechanismus von Testosteron-Cremes bzw. Testosteron-Pflastern ist im Prinzip nichts Neues. Künstliches Testosteron gelangt über die Haut in den Blutkreislauf und steigert auf diese Weise den Testosteronspiegel. Diese „neue" Methode hat auf den ersten Blick den Vorteil, dass hierfür keine Spritze injiziert werden muss, wie dies bei der herkömmlichen Testosteron-Ersatztherapie der Fall ist und erzeugt damit auch einen harmloseren Eindruck bei vielen Patienten. Auf der anderen Seite ist die aufgenommene Menge an Testosteron – verglichen mit der herkömmlichen Methode – in der Regel minimal und damit im „Preis-Leistungs-Verhältnis" sehr teuer. Hinzu kommt, dass der Testosteronspiegel über den Tag verteilt ständigen Schwankungen ausgesetzt ist, da der Wirkstoff nach dem Auftragen bzw. Verkleben des Präparates innerhalb weniger Stunden aufgebraucht ist.

Der wesentliche Nachteil dieser Testosteron-Präparate ist jedoch derselbe wie bei der klassischen Testosteron-Spritze. Das Testosteron wird von außen zugeführt, ohne dass der Körper es selbst produzieren musste. Dies suggeriert dem Körper, dass aus einem unbekannten Grund, zu viel Testosteron im Blut vorhanden ist. Infolge der Annahme, dass ein Überfluss an Testosteron im Körper vorherrscht, wird die körpereigene Testosteronproduktion noch weiter heruntergefahren. Aus diesem Grund sollte die Nutzung von Testosteron-Präparaten gut überlegt sein. In den meisten Fällen ist es möglich, die körpereigene Produktion von Testosteron so weit zu erhöhen, dass auf eine Testosteron-Ersatztherapie oder die Nutzung von Testosteron-Präparaten komplett verzichtet werden kann.

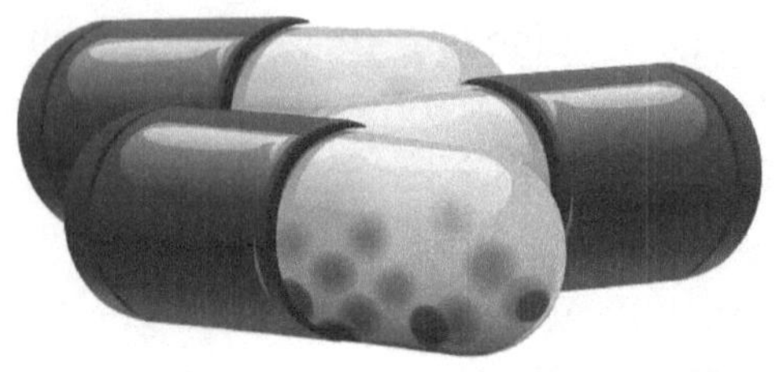

Pflanzliche Testosteron-Booster – Mythen & Fakten: 6 Booster im Vergleich

Der Wunsch nach einer Wunderpille, die den Testosteronspiegel wie von Geisterhand steigert, ist nach wie vor groß. Während viele Männer zur medizinischen Testosteron-Spritze greifen, um – mit möglichst geringem Aufwand – die „bestmöglichen" Ergebnisse zu erzielen, werben andere Unternehmen mit legalen Testosteron-Boostern auf natürlicher Basis. Aggressives Marketing (seitens Supplement-Herstellern und Affiliate-Partnern), subjektive Erfahrungsberichte und missinterpretierte Studien verzerren hierbei leider oftmals die Wahrheit und erschweren es dem Leser, sich eine objektive Beurteilung über die Wirksamkeit der jeweiligen Inhaltsstoffe zu bilden.

Tribulus Terrestris

Die Tribulus-Pflanze hat aufgrund ihrer angeblich testosteronsteigernden Wirkung großen Anklang in der Bodybuilding-Szene gefunden. Ausschlaggebend hierfür waren Studien an Mäusen und Ratten, die ergaben, dass bei ihnen der Testosteronspiegel gestiegen war. Anschließend wurde eine Studie an Menschen veröffentlicht, denen Tribulus verabreicht wurde. Die Ergebnisse dieser Studie ließen ebenfalls verkünden, dass Tribulus den Testosteronspiegel bei Menschen steigern würde. In mehreren, unabhängigen Vergleichsstudien, die daraufhin getätigt wurden, konnte jedoch keine testosteronsteigernde Wirkung beim Menschen beobachtet werden. Somit gilt die Annahme, dass Tribulus den Testosteronspiegel von Menschen erhöht als wissenschaftlich widerlegt.

Maca

Ebenso wie bei Tribulus wird auch der Maca-Pflanze nachgesagt, dass ihre Inhaltsstoffe einen positiven Einfluss auf den Testosteronspiegel hätten. Der Grund für diese Annahme war, dass – nach der Einnahme von Maca – eine Verbesserung der Erektion bei Männern mit Potenzstörungen beobachtet wurde. Seitdem sind auch Extrakte der Maca-Pflanze fester Bestandteil vieler Testosteron-Booster. Tatsächlich konnte der Maca-Pflanze eine potenzsteigernde Wirkung nachgewiesen werden. Eine testosteronsteigernde

Wirkung wurde hingegen mehrfach und eindeutig widerlegt.

Tongkat Ali (Eurycoma Longifolia)

Bei Tongkat Ali handelt es sich um eine Pflanze aus dem asiatischen Raum, der viele positive und heilende Eigenschaften nachgesagt werden – unter anderem dass sie den Testosteronspiegel steigert.

Ihre Hauptwirkstoffe sind dabei die sogenannten Saponine und Eurycomanone. Zwar gibt es bislang nur sehr wenige Studien darüber, inwiefern Tongkat Ali den Testosteronspiegel bei einem gesunden Menschen steigert, allerdings konnte bei Männern mit niedrigen Testosteron-Ausgangswerten tatsächlich ein Anstieg des Testosteronspiegels um etwa 40% und eine Senkung des Cortisolspiegels um etwa 15% festgestellt werden. Also zumindest bei Männern, die unter einem sehr niedrigen Testosteronspiegel leiden, könnte Tongkat Ali tatsächlich als natürliches Medikament zur Steigerung des Testosteronspiegels in Frage kommen. Die eindeutige Wirksamkeit von Tongkat Ali zu bestätigen, wäre jedoch momentan schlichtweg zu früh. Die Anzahl der Studien, die hierzu an Menschen durchgeführt wurden, ist noch nicht ausreichend und die wenigen Studien, die bislang existieren, wurden nicht an „gesunden" Männern durchgeführt, sondern lediglich bei Männern, die bereits an einer Hormon-Problematik litten. Mit großer Wahrscheinlichkeit werden diese Fragen in sehr naher Zukunft genauer beantwortet werden können.

Juckbohne (Mucana Pruriens)

Die Juckbohne genießt seine Bekanntheit hauptsächlich als Alternativmedizin für Parkinson-Patienten. Hauptwirkstoff dieser Pflanze ist das L-Dopa, das in größeren Mengen in den Samen der Pflanze enthalten ist. Mittlerweile gibt es jedoch zahlreiche Humanstudien, die ebenfalls belegen, dass die Inhaltsstoffe dieser Pflanze

a) eine erhöhte Ausschüttung des Luteinisierungshormons (LH) bewirken
b) den Cortisolspiegel senken
c) die Dopaminausschüttung erhöhen
d) den Testosteronspiegel steigern und
e) die Sensibilität der Androgenrezeptoren (AR) erhöhen.

In der Studie „Mucuna pruriens Reduces Stress and Improves the Quality of Semen in Infertile Men (Evidence-based Complementary and Alternative Medicine, 2010)" wurden die Wirkstoffe der Pflanze an fruchtbaren und unfruchtbaren Männern getestet. Hierbei wurde festgestellt, dass der Cortisolspiegel bei den gesunden Männern um 38% und bei den unfruchtbaren Männern sogar um ganze 110% gesunken war, nachdem sie 90 Tage lang 5g der pulverisierten Juckbohnensamen konsumiert hatten.

Fertility and Sterility wiederholte die Studie unter ähnlichen Bedingungen, wobei diesmal auch der Testosteronspiegel gemessen wurde. Die größten Effekte zeigten sich wieder bei den unfruchtbaren Männern, bei denen sich der Testosteronspiegel um durchschnittlich 38% erhöhte, nachdem Sie 90 Tage lang 5g der Samen in pulverisierter Form konsumierten. Der durchschnittliche Testosteronanstieg bei den fruchtbaren Teilnehmern lag bei 27%. Zusätzlich konnte ein Anstieg des LHs festgestellt werden (41% bei den unfruchtbaren und 23% bei den fruchtbaren Versuchsteilnehmern).

Als die Studie zum dritten Mal mit unfruchtbaren Teilnehmern wiederholt wurde (Journal of Pharmaceutical and Biomedical Analysis, 2011), betrug der Anstieg des Testosteronspiegels ebenfalls 38%.

Bei weiteren Laboruntersuchungen an isolierten Zellen wurde außerdem festgestellt, dass der Pflanzenwirkstoff L-Dopa die Aufnahmefähigkeit (Aktivität) der Androgenrezeptoren für Testosteron und DHT erhöht.

Achtung(!): Grundsätzlich handelt es sich bei der Juckbohne um eine giftige Pflanze. Die Samen müssen erst durch bestimmte Verarbeitungsprozesse (Koch- und Einweichverfahren) genießbar gemacht werden, damit sie für die Supplementierung in Frage kommen.

Des Weiteren steht der Wirkstoff L-Dopa immer stärker unter Verdacht, bei Menschen eine Dyskinesie (Störung der Bewegungsabläufe) auszulösen und Dopaminrezeptoren möglicherweise auf lange Sicht zu schädigen.

Ashwagandha

Die Pflanze Ashwagandha, die auch unter den Namen Schlafbeere und Winterkirsche bekannt ist, findet ihre Verbreitung hauptsächlich im Mittelmeerraum, Afrika, Vorder-, Süd- und Ostasien. Die Pflanze, die bereits seit Jahrhunderten in der traditionellen, indischen Heilkunde bei Patienten mit Erektions- und Schlafstörungen eingesetzt wird, wird erst seit Kurzem mit testosteronsteigernden Eigenschaften in Verbindung gebracht. Tatsächlich konnte in mehreren aktuellen Studien nachgewiesen werden, dass auch Männer mit einem Testosteronspiegel im „Normalbereich" nach mehrwöchiger Einnahme von Ashwagandha-Extrakten eine signifikante Erhöhung ihres Testosteronspiegels erzielten. Darüber hinaus scheint Ashwagandha zudem den Cortisolspiegel deutlich zu senken und aus einem noch nicht vollständig geklärten Grund, die Muskelkraft sowie das Muskelvolumen zu steigern und zu vergrößern. Ein Grund für den testosteronsteigernden Effekt könnte sein, dass Ashwagandha zum einen das HDL-Cholesterin erhöht. Zusätzlich bewirkt es eine erhöhte Ausschüttung des Luteinisierenden Hormons (LH), wie in weiteren Studien festgestellt wurde. Das in den besagten Studien verabreichte Ashwagandha Extrakt KSM-66 kann – bei einer Dosierung von 2x 300mg täglich – innerhalb von acht bis zwölf Wochen den Testosteronspiegel um 15-40% steigern und den Cortisolspiegel um etwa 30% senken.

Interessant sind zudem die Ergebnisse der Studie „Examining the effect of Withania somnifera supplementation on muscle strength and recovery: a randomized controlled trial (Journal of International Society of Sports Nutrition, 2015)", welche die Auswirkungen von Ashwagandha auf den Muskelaufbau untersuchte:

- *57 gesunde und untrainierte, männliche Studienteilnehmer zwischen 18 und 50 J.*

- *Hiervon bekamen 28 Studienteilnehmer ein Placebo (um Placebo-Effekte auszuschließen)*

- *Die restlichen 27 Teilnehmer bekamen 2x täglich 300mg des Ashwagandha-Wurzelextrakts (KSM-66) verabreicht*

- *8 Wochen Studienlaufzeit (tagesformabhängige und sonstige, zufällige Schwankungen werden relativiert)*

- *Krafttraining während der gesamten Studienlaufzeit bei beiden Gruppen*

Ergebnisse:

> *Armumfang Placebo-Gruppe:* + 2,65 cm pro Arm vs. *Armumfang Ashwagandha-Gruppe:* + 4,3 cm pro Arm

> *Brustumfang Placebo-Gruppe:* + 1,4 cm vs. *Brustumfang Ashwagandha-Gruppe:* + 3,3 cm

Aufgrund der soliden Randbedingungen, ist diese Studie als relativ hochwertig und aussagekräftig zu beurteilen. Ashwagandha scheint somit (zumindest nach dieser ersten Studie in Bezug auf den Muskelaufbau) nicht nur den Testosteronspiegel zu erhöhen und den Cortisolspiegel zu senken, sondern zusätzlich auch den Muskelwachstum stark zu beeinflussen.

Forskolin

Hierbei handelt es sich um ein Extrakt der *Plectranthus Barbatus*-Pflanze. Obwohl Forskolin in den vergangenen Jahren hauptsächlich als pflanzlicher Fatburner für Aufmerksamkeit sorgte, hat dieser Pflanzenextrakt eine weitere Eigenschaft, die besonders interessant für Männer sein dürfte: Bei langfristiger Einnahme erhöht Forskolin nachweislich den Testosteronspiegel. Es ist außerdem vollständig wissenschaftlich belegt, dass Forskolin das cyclische Adenosinmonophosphat (kurz: cAMP) im menschlichen Körper steigert, was dafür sorgt, dass vermehrt Proteinkinase-Enzyme gebildet werden, die wiederum nachweislich die Anzahl der Androgenrezeptoren steigern. Somit steigert Forskolin nicht nur den Testosteronspiegel, sondern erhöht gleichzeitig auch die Aufnahmefähigkeit von Testosteron. In einer zwölfwöchigen Studie mit 30 Männern bekamen 15 Teilnehmer 250mg Forskolin am Tag als Supplement, während die restlichen 15 Teilnehmer ein Placebo-Präparat einnahmen. Nach zwölf Wochen wurden die Testosteronwerte gemessen, ausgewertet und miteinander verglichen. Das Ergebnis dieser Studie bestätigte das erwartete Resultat: Die Gruppe die Forskolin einnahm, konnte Ihren Testosteronspiegel um durchschnittlich 30% gegenüber der Placebo-Gruppe steigern.

Falls Sie Forskolin ausprobieren möchten, rate Ich Ihnen, ein Extrakt auszuwählen, das mindestens 20% des standardisierten Forskolins enthält. Und auch bei diesem pflanzlichen Produkt gilt: Supplementierung auf eigene Gefahr! Bitte konsumieren Sie auch pflanzliche Supplemente stets verantwortungsbewusst und beginnen Sie immer mit der niedrigsten Dosierung!

Wir halten fest:

- Tribulus, das heutzutage in jedem gängigen Testosteron-Booster enthalten ist, erzielt in Wirklichkeit keine testosteronsteigernde Wirkung bei Menschen.

- Gleiches gilt für die Pflanze Maca. Hier muss jedoch angemerkt werden, dass es sehr wohl potenzsteigernd wirken kann. Diese Eigenschaft ist jedoch nicht auf eine Testosteronsteigerung zurückzuführen.

- Die Pflanze Tongkat-Ali scheint den Testosteronspiegel bei Patienten mit einem bereits sehr niedrigen Testosteronspiegel zu steigern. Dennoch besteht hier noch viel Forschungsbedarf, um zuverlässige Aussagen treffen zu können.

- Die Juckbohne und der darin enthaltene Wirkstoff L-Dopa bewirken erwiesenermaßen einen starken Anstieg des Testosteronspiegels und der Sensibilität der AR. Aufgrund der möglichen Langzeitnebenwirkungen geht L-Dopa jedoch mit potentiellen Gesundheitsrisiken einher.

- Ashwagandha gehört zu den wenigen pflanzlichen Testosteron-Boostern, die den Testosteronspiegel tatsächlich erhöhen und gleichzeitig den Cortisolspiegel senken – und zwar auch bei „gesunden" Männern.

- Ebenso interessant ist Forskolin, da es nicht nur nachweislich den Testosteronspiegel erhöht, sondern auch die Anzahl der Androgenrezeptoren steigert, die es erst ermöglichen, dass das Testosteron und das DHT ihre Wirkung im menschlichen Körper entfalten können.

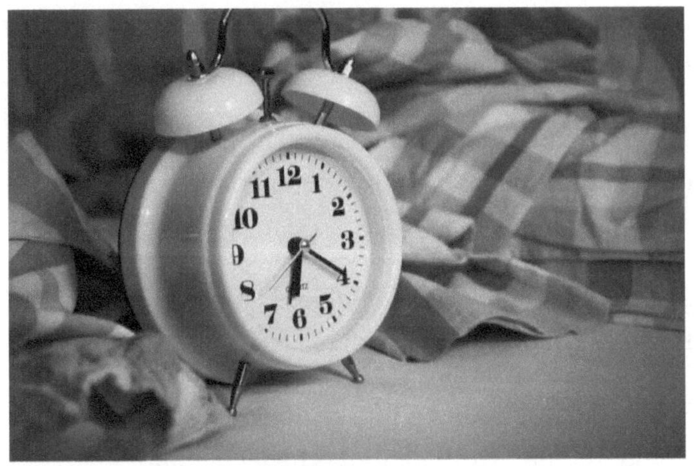

Der Schlaf und seine unglaublichen Effekte auf den Testosteronspiegel

Der Effekt, den der Schlaf auf unseren Testosteronspiegel ausübt, ist enorm:

Ein Mann, der nur 4 Stunden am Tag schläft, produziert durchschnittlich 50-60% weniger Testosteron, als ein Mann der 8 Stunden Schlaf genießen konnte. Mit anderen Worten: Der Testosteronspiegel kann nach einer schlaflosen Nacht um mehr als die Hälfte des üblichen Durchschnittswertes sinken. Wirklich überraschend ist das nicht, denn der Testosteronspiegel ist morgens am höchsten und kurz vor dem Einschlafen am niedrigsten. Doch nicht nur die Schlafdauer ist entscheidend, sondern auch die Schlafqualität.

Aus diesem Grund sollten Sie unbedingt die folgenden Punkte beachten:

1. Vor dem Schlafengehen sollten Sie das Zimmer gut durchlüften und die Zimmertemperatur sollte generell möglichst kühl sein.

2. Zwei Stunden vor dem Schlafengehen sollten Sie auf schwere Mahlzeiten verzichten.

3. Das Schlafzimmer sollte so dunkel wie möglich sein. Wenn keine Rollladen vorhanden sind, ist eine Schlafmaske anzuraten.

Somit ist der Schlaf für die meisten Menschen offensichtlich die einfachste und effektivste „Stellschraube", mit der die Testosteronproduktion gesteigert werden kann. Wie viel Schlaf ein Mensch benötigt, hängt von vielen Faktoren ab. Grundsätzlich spürt jeder Mensch selbst, wie viel Schlaf er in etwa braucht. Ansonsten sind 8,5 Stunden Schlaf ein guter Richtwert.

Drei Methoden, mit denen Sie Ihren Cortisolspiegel effektiv senken

Wie bereits besprochen, ist das Stresshormon Cortisol der Gegenspieler des Testosterons. Steigt dieser an, sinkt der Testosteronspiegel. Neben den ernährungstechnischen Aspekten, die bereits besprochen wurden, ist Stress der Hauptauslöser für einen Cortisolanstieg.

Gestresst sind wir alle mal. In unserer heutigen Zeit und Umwelt jedoch, ist Stress zu einer wahren Epidemie herangewachsen, von der auch der Testosteronspiegel nicht verschont bleibt. Je gereizter und gestresster wir sind, desto weiter schießt unser Cortisolspiegel in die Höhe. Im Umkehrschluss sinkt der Testosteronspiegel drastisch.

Doch wie bekämpft man Stress vollständig? Diese Frage lässt sich natürlich nicht in nur einem Kapitel beantworten. Allerdings gibt es eine Möglichkeit, die große, positive Effekte mit sich bringt und den Stress und die Anspannung – und somit auch den Cortisolspiegel – radikal senken kann. Unglücklicherweise wird diese Methode von vielen Menschen noch immer nicht wirklich ernst genommen, obwohl die Wirksamkeit innerhalb der letzten Jahre zigmal wissenschaftlich belegt wurde.

Meditation

- Deutliche Senkung des Cortisolspiegels
- Erhöhung der Serotonin-Produktion
- Senkung der Schmerzempfindlichkeit
- Starke Senkung der Angstempfindung

Beim Meditieren geht es darum, unser Gehirn wieder dahingehend zu schulen, sich auf den jetzigen Moment zu konzentrieren. Unser Gehirn ist überwiegend darauf trainiert, entweder in unseren Erinnerungen herumzusuchen oder sich die Zukunft auszumalen. Die Folge davon ist, dass sich unsere Gedanken eigentlich ständig nur im Kreis drehen, ohne etwas Reales zu bewirken, eine Aktion zu tätigen oder das jetzige Geschehen zu beobachten. So können wir nur dann besorgt sein, wenn wir an die Zukunft denken. Je mehr wir uns auf diese Sorgen fokussieren, desto stärker nehmen wir sie wahr. Doch anstatt eine einfache, rationale Entscheidung zu treffen, wie wir ein eventuelles Problem in der Zukunft verhindern könnten, „baden" wir in dessen Emotionen und stellen uns vor, wie sich der „Worst Case" anfühlen könnte. Real ist davon jedoch nichts – es ist lediglich ein Szenario, das in unseren Gedanken existiert.

Beispiel: Tim muss in zwei Wochen eine mündliche Prüfung bestehen, um endlich sein Studium endgültig abzuschließen. Während er hierfür lernt, stellt er sich unterbewusst den ganzen Tag vor, wie es sich anfühlen wird, wenn der besagte Tag gekommen ist. Diese Vorstellung im Hinterkopf hilft ihm nicht nur „nicht weiter", sondern behindert sogar sein eigentliches Ziel. Der Cortisolspiegel steigt und das Lernen wir extrem erschwert. Auch sinkt die Konzentration, da ein großer Teil der Hirnleistung in eine völlig andere Richtung fließt, ohne dass Tim dies bewusst wahrnehmen kann.

Meditation ermöglicht es uns, uns auf die Realität zu konzentrieren, ohne ständig in unsere kleine Fantasiewelt abzuschweifen, die für viele Menschen sehr unangenehm sein kann. Weder die Vergangenheit, noch die Zukunft sind real. Das Einzige, was real ist, ist der aktuelle Moment.

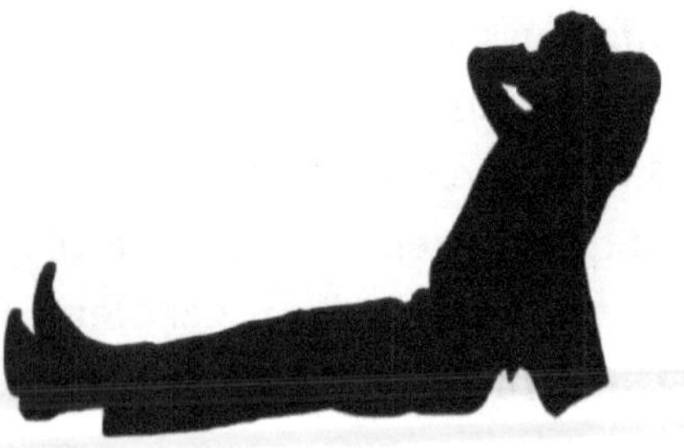

So meditieren Sie...

1. Setzen Sie sich hin und machen Sie es sich bequem.

2. Stellen Sie einen Wecker – beginnen Sie ruhig mit zwei bis drei Minuten.

3. Konzentrieren Sie sich auf Ihre Atmung oder auf ein beliebiges Geräusch, das Sie hören können. Ob Sie die Augen dabei geöffnet lassen oder sie schließen, bleibt Ihnen überlassen. Einigen Menschen fällt es leichter, wenn sie dabei eine flackernde Kerze beobachten.

4. Wenn ein Gedanke aufkommt, versuchen Sie nicht diesen zu bekämpfen oder als „schlecht" zu beurteilen. Egal wie verrückt Ihre Gedanken Ihnen erscheinen mögen: Jeder Gedanke ist okay! Machen Sie sich stattdessen lediglich bewusst, dass Sie einen Gedanken hatten, beobachten Sie diesen Gedanken kurz „von oben", akzeptieren Sie ihn und konzentrieren Sie sich

wieder auf Ihre Atmung (oder auf die Umgebungsgeräusche).

Falls Sie noch nie zuvor meditiert haben, wird es Ihnen anfangs vielleicht schwerfallen, nicht mit den Gedanken abzuschweifen. Nach zwei bis drei Wochen täglicher Meditation wird es immer leichter und angenehmer für Sie werden. Wichtig ist, dass die Meditation täglich stattfindet, da das Gehirn so am besten trainiert wird, „im Moment zu leben". Es ist wesentlich effektiver, täglich fünf bis zehn Minuten zu meditieren, als zweimal die Woche 30 Minuten. Meditation ist letztendlich kein Hokuspokus. Erwarten Sie auch nicht, dass Sie jemals 30 Minuten am Stück meditieren können werden, ohne dabei einmal mit den Gedanken abzuschweifen. Versuchen Sie nicht, „besser im Meditieren zu werden" oder Meditieren zu üben. Machen Sie es sich stattdessen einfach und vertrauen Sie darauf, dass Meditation bei allen Menschen funktioniert und nicht erst perfektioniert werden muss, damit es eine große Wirkung erzielt. Letztendlich wird Ihr Cortisolspiegel durch regelmäßiges Meditieren sinken und Ihr Testosteronspiegel ansteigen – auch wenn Sie nach zwei Monaten noch immer nicht „perfekt" meditieren können.

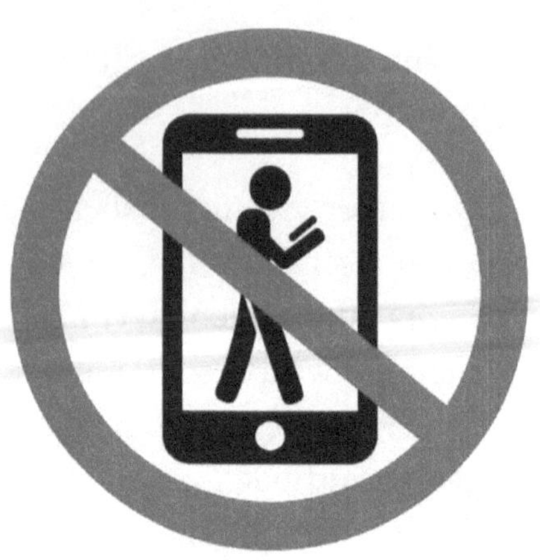

Handy aus am Morgen!

Wenn wir morgens aufwachen, befinden wir uns für einige Minuten in einem ganz besonderen mentalen Zustand. Dieser heißt auf Englisch „Alpha State" und beschreibt einen Bewusstseinszustand, bei dem wir zwar nicht mehr schlafen, aber auch noch nicht wirklich wach sind – wir brauchen erstmal einen Kaffee. Das Besondere an diesem Alpha State ist, dass wir uns in einer Art Hypnosezustand befinden – ein Zustand, bei dem unser Gehirn und unser Unterbewusstsein extrem leicht programmierbar sind. So wie unser Tag innerhalb der ersten 20 bis 30 Minuten beginnt, verläuft und endet er auch meistens. Wichtig ist hierbei, dass Sie während dieser Zeit unbedingt Stress vermeiden sollten. Kein Handy, keine Nachrichten, kein Gehetze!

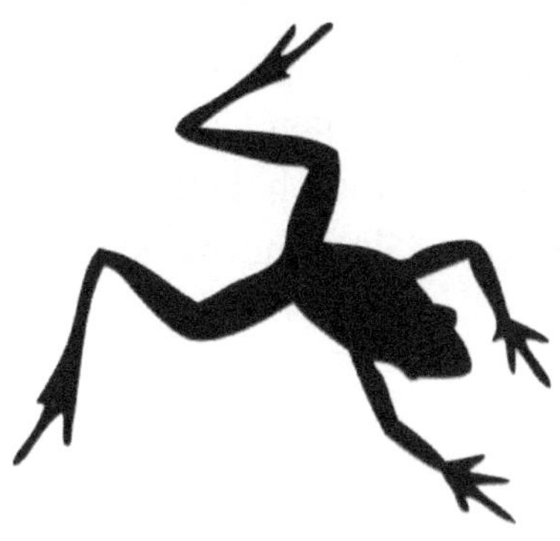

Fressen Sie den Frosch!

Ein weiterer kleiner Tipp, der für Sie unter Umständen eine große Hilfe sein könnte, ist die „Friss den Frosch"-Regel. Diese besagt, dass das Erste, was Sie tun sollten, sobald Sie sich halbwegs wach fühlen, die Sache sein sollte, die Ihnen – sprichwörtlich gesagt – die größten Kopfschmerzen bereitet. Wie Sie erfahren haben, ist der Testosteronspiegel morgens am höchsten. Je später es wird, desto mehr verringert sich Ihre Motivation. Wenn Sie es sich erst einmal zur Gewohnheit gemacht haben, immer zuerst die „lästigste" Aufgabe des Tages zu erledigen, werden Sie sich über den Tag hinweg deutlich(!) weniger gestresst fühlen, da Sie Ihr Unterbewusstsein damit entlasten. Das Ganze funktioniert so: Überlegen Sie sich bereits am Abend – immer zu einer bestimmten Uhrzeit(!) – was Ihr „Frosch" am nächsten Morgen sein soll. Notieren Sie diese Aufgabe mit einem dicken Stift auf einem großen Stück Papier oder besser noch auf einer Tafel oder einem Whiteboard. Gehen Sie schlafen und packen Sie die Aufgabe gleich zu Beginn des nächsten Morgens an. Setzen Sie anschließend ein Häkchen hinter die erledigte Aufgabe – dadurch durchfluten Sie Ihr Gehirn noch zusätzlich mit Glückshormonen.

Östrogenspiegel kontrollieren und senken

Wie Sie bereits erfahren haben, beobachten wir seit mehreren Jahrzehnten einen kontinuierlichen Anstieg des Östrogenspiegels – sowohl bei Frauen als auch bei Männern. Neben den bereits besprochenen Gründen, wieso Sie dies vermeiden wollen, kann ein übermäßig hoher Östrogenspiegel auch einige lebensgefährliche Krankheiten auslösen. Hierzu zählen Brustkrebs, Prostatakrebs und Hodenkrebs. Einer der Gründe für überschüssiges Östrogen bei Männern ist die zunehmende Fettleibigkeit, die dafür sorgt, dass mehr Aromatasen im Fettgewebe gebildet werden. Diese wiederum sorgen dafür, dass wertvolles Testosteron in Östrogene umgewandelt wird. Ein weiterer Grund ist die Art der Ernährung und die Ernährung an sich: Plastikverpackungen und Plastikflaschen enthalten Weichmacher, die als künstliche Östrogene in unserem Körper fungieren. Ein weiterer möglicher Grund für diesen Anstieg können psychologische Aspekte sein. Wir leben in einer Komfortgesellschaft, in der Männer nicht mehr jagen, kämpfen oder beschützen müssen und unterscheiden uns daher – psychologisch betrachtet – immer weniger von Frauen.

Wie also vermeiden wir einen Östrogenüberhang?

Der erste, logische Schritt besteht darin, überschüssiges Fett abzubauen. Wie Sie dies erreichen, ohne dabei durch Ausdauertraining Ihren Testosteronspiegel zu senken, erfahren Sie im Bonus-Kapitel.

Eine weitere Maßnahme sollte sein, dass Sie Plastikflaschen und Verpackungen aus Plastik so gut es geht vermeiden.

Nachdem Sie sich diesen Hauptursachen für einen Östrogenüberschuss gewidmet haben, können Sie sich an einigen Lebensmitteln bedienen, die nachweislich den Östrogenspiegel senken:

- Champignons (Wirkungsweise nicht vollständig geklärt)
- Zwiebeln (Reich an *Quercetin*, einem Gegenspieler von Östrogen)
- Rote Weintrauben (*Resveratrol*, das den Östrogenspiegel senkt)
- Granatäpfel (Wirkungsweise ungeklärt)

Fazit

Wir halten fest, dass der Testosteronspiegel einen der wichtigsten messbaren Faktoren für das männliche Wohlbefinden darstellt. Ohne Testosteron würden Männer nicht aussehen wie Männer und auch die Reproduktion könnte nicht stattfinden. Wir wissen auch, dass der Testosteronspiegel bei Männern innerhalb der letzten Jahrzehnte kontinuierlich gesunken ist, weswegen immer mehr Männer (subjektiv betrachtet) als eher unmännlich empfunden werden, Depressionen erleiden, Schwierigkeiten haben, den Alltag zu bewältigen und einen deutlichen Rückgang ihres Selbstbewusstseins verspüren. Zusammenfassend gibt es drei große Säulen, die für einen gesunden Testosteronspiegel verantwortlich sind:

Die erste Säule bildet **Kraftsport**, ausgeübt zwischen drei bis vier Mal pro Woche, basierend auf Grundübungen, bei denen mehrere Muskelgruppen gleichzeitig beansprucht werden. Kraftsport steigert nicht nur äußerst effektiv den Testosteronspiegel, sondern erhöht dabei auch gleichzeitig die Dichte der **Androgenrezeptoren**, ohne die uns ein hoher Testosteronspiegel keinen weiteren Vorteil bringen würde.

Dieser Effekt kann durch die zusätzliche supplementierung mit **Carnitin** (L-Carnitin L-Tartrat) zusätzlich gesteigert werden.

Die zweite Säule ist die **Ernährung**. Wichtig ist hierbei die adäquate Versorgung mit Makro- und Mikronährstoffen: Proteine, langkettige Kohlenhydrate, gesättigte und einfach ungesättigte Fettsäuren, Vitamine, insbesondere **Vitamin-A und Vitamin-B**, Mineralstoffe und Spurenelemente.

Außerdem sollte auf die Vermeidung solcher **Nahrungsmittel** geachtet werden, **die den Testosteronspiegel drastisch senken** können. Hierzu zählen unter anderem: Leinsamen, Alkohol, Getränken aus der Plastikflasche, Sojaprodukte, Minze und eine ganze Bandbreite an Nüssen.

Die dritte große Säule bildet die **Senkung des Cortisolspiegels** und insbesondere **der Schlaf**. Hierzu zählen vor allem die Schlafqualität und die Schlafdauer sowie das Vermeiden bzw. Minimieren von negativem Stress. Der Testosteronspiegel kann also nur dann langfristig erhöht werden, wenn der gesamte Lebensstil dementsprechend angepasst wird.

Schnelle Abhilfe durch Testosteron-Präparate, die **künstliches Testosteron** enthalten, beeinträchtigen auf lange Sicht die körpereigene Testosteronproduktion. Auch sind die meisten Inhaltsstoffe, die in handelsüblichen Testosteron-Boostern enthalten sind und einen natürlichen Anstieg des Testosteronspiegels versprechen, in ihrer Wirkungsweise widerlegt. **Tongkat-Ali** konnte den Testosteronspiegel im Tierversuch steigern, doch eine eindeutige Wirksamkeit bei Männern ohne Testosteronmangel ist bis heute nicht wirklich bestätigt. **Ashwagandha** scheint momentan eine der wenigen uns bekannten Pflanzen zu sein, die erwiesenermaßen auch den Testosteronspiegel beim Menschen steigert. Gleiches gilt für **Forskolin**, die zusätzlich die Anzahl der Androgenrezeptoren steigern kann.

Interessant ist zudem, dass eine Supplementierung mit **Kreatin** den Testosteron- und gleichzeitig den **DHT-Spiegel** deutlich erhöhen kann. Sonstige Supplementierungen können dann sinnvoll sein, wenn das Krafttraining tatsächlich regelmäßig ausgeübt wird. Die effektivsten Supplementierungen in Bezug auf den Testosteronspiegel sind **Zink, Vitamin D3, Magnesium und Bor.**

Für viele Männer bedeutet der Weg zu einem gesunden und langfristig hohen Testosteronspiegel gleichzeitig eine Umstellung des gesamten Lebensstils. Glücklicherweise sind wir Menschen Gewohnheitstiere. Daher ist eine Umgewöhnung anfangs zwar oftmals mühsam, doch nach einigen

Wochen und Monaten wird der neue Lebensstil zum Teil unserer Identität. Die Benefits eines hohen Testosteronspiegels bei Männern sind aus heutiger Sicht nicht mehr abzustreiten – sowohl im Hinblick auf die körperlichen, als auch auf die psychischen Effekte, weswegen sich diese Umstellung zweifelsohne für jeden Mann lohnt.

Praxis-Programm: Verdoppeln Sie Ihren Testosteronspiegel in 12 Wochen

In diesem Extra-Kapitel widmen wir uns der Umsetzung der vorangegangenen Konzepte und Methoden, mit dem Ziel, Ihren Testosteronspiegel innerhalb der nächsten 12 Wochen zu verdoppeln (und vielleicht sogar zu verdreifachen)!

Und noch mal: Dieses Praxis-Programm empfehle ich Ihnen mit bestem Gewissen. Dennoch sollte es vorher mit einem **Arzt** besprochen werden – insbesondere gilt dies für den Einsatz von Nahrungsergänzungsmitteln und pflanzlichen Präparaten.

Testosteronmessung: Ermitteln Sie Ihren Testosteronspiegel

Um den tatsächlichen Erfolg messen und beurteilen zu können, empfiehlt es sich, vor Beginn dieses Programms den Testosteronspiegel an drei aufeinanderfolgenden Tagen zu messen. Da wir am Ende dieses Programms einen signifikanten Anstieg des Testosteronspiegels erwarten, genügt hier die herkömmliche Methode der Testosteronmessung über den Speichel.

Alternativ erfolgt die Messung durch eine ärztliche Blutabnahme. Beachten Sie bitte, dass die Testosteronmessung nicht unter Schlafentzug erfolgt, um unnatürliche Schwankungen auszuschließen.

Ihr Trainingsplan für die nächsten 12 Wochen

Im ersten Schritt widmen wir uns dem Krafttraining.

Nehmen Sie sich einen Kalender zur Hand und tragen Sie sich Ihre vier Trainingstage mit Uhrzeiten ein, an denen Sie trainieren möchten. Ihr Trainingsplan entspricht den Vorgaben aus dem Kapitel: „Die richtige Sportart als entscheidender Faktor".

Zudem möchte ich Ihnen einen wichtigen Tipp geben, falls Sie an Übergewicht leiden. Wie Sie erfahren haben, sorgt überschüssiges Fettgewebe aufgrund erhöhter Aromatasebildung dafür, dass Sie vermehrt Testosteron in Östrogene umwandeln. Wenn Sie zu den betroffenen Personen gehören, sollten Sie vor Beginn dieses Programms einen Blick ins Bonuskapitel (Bonus 1) werfen und zuerst mit dem HIIT-Programm beginnen, bevor Sie ins Krafttraining übergehen – oder besser – beides kombinieren.

Trainingstag 1 und 3:

- Kniebeugen
- Bankdrücken
- Planks (optional)
- jeweils vier Sets á fünf bis acht Wiederholungen

Trainingstag 2 und 4:

- Kreuzheben
- Klimmzüge
- Face Pulls (optional)
- jeweils vier Sets á fünf bis acht Wiederholungen

Die drei trainingsfreien Tage können beliebig verteilt werden.

Das Gewicht sollte so ausgelegt sein, dass Sie mindestens fünf bis maximal acht Wiederholungen schaffen. Achten Sie dabei unbedingt auf eine saubere Ausführung und holen Sie sich gegebenenfalls Hilfe von einem Trainer, der Ihnen die korrekte Übungsausführung erklärt. Isolierte Übungen wie Bizeps-Curls, Seitheben etc. können gerne in Ihren Trainingsplan einfließen, jedoch nur solange sich der gesamte Trainingsumfang auf maximal 45 Minuten beschränkt.

Ihre Einkaufsliste

Achten Sie darauf, dass Sie eine tägliche Proteinzufuhr von 1,5-2g pro Kilogramm Körpergewicht sicherstellen. Planen Sie Ihren Einkauf: Sie werden sich in den nächsten 12 Wochen überwiegend von langkettigen Kohlenhydraten und gesättigten sowieso einfach ungesättigten Fettsäuren ernähren.

Proteine
- Fisch (nicht öfter als 2x pro Woche, da reich an mehrfach ungesättigten Fettsäuren.)
- Fleisch
- Eier
- Milchprodukte

Kohlenhydrate
- Kartoffeln
- Vollkornnudeln
- Reis
- Hafer

Fette
- Fisch
- Fleisch
- Butter (keine Margarine!)
- Avocado
- Olivenöl

Außerdem...

- Champignons
- Zwiebeln
- Rote Weintrauben
- Granatäpfel

Diese vier Lebensmittel sind natürliche Gegenspieler des Östrogens.

- Pfirsiche (*die beste natürliche Quelle für Bor*)

Aufteilung der Makronährstoffe und Kalorien

Achten Sie unbedingt auf eine für Sie optimale Kalorienzufuhr. Zur Ermittlung des Kalorienbedarfs suchen Sie einfach nach „Kalorienbedarf ermitteln" bei Google. Wichtig ist hierbei, dass der verwendete Rechner Ihre sportliche Aktivität berücksichtigt. Bedienen Sie sich dabei gerne an dieser Aufteilungsformel:

- Fettbedarf (g) = Kalorienbedarf pro Tag (kcal) * 0,3 bis 0,35 / 9,3
- Kohlenhydratbedarf (g) = Kalorienbedarf pro Tag (kcal) * 0,4 bis 0,45 / 4,1
- Proteinbedarf (g) = Kalorienbedarf pro Tag (kcal) * 0,2 bis 0,25 / 4,1

Verzichten **Sie innerhalb der nächsten 12 Wochen auf:**

- ~~Leinsamen~~
- ~~Minze~~
- ~~Mandeln~~
- ~~Erdnüsse~~
- ~~Walnüsse~~
- ~~Soja-Produkte~~
- ~~alkoholische Getränke~~
- ~~Getränke aus der Plastikflasche~~

Supplemente

Die für den Testosteronspiegel wichtigsten Mikronährstoffe, die wir über unsere Nahrung aufnehmen, haben Sie bereits kennengelernt: Zink, Magnesium, Vitamin D und Bor. Dieser Bedarf wird mit einer achtsamen Ernährung bereits relativ gut abgedeckt, wenn keine größeren körperlichen Anstrengungen getätigt werden. Das Ganze gestaltet sich schon wesentlich schwieriger, wenn regelmäßig Kraftsport betrieben wird – und Kraftsport ist, wie wir bereits wissen, eine der effektivsten Methoden, um den Testosteronspiegel langfristig zu steigern und Androgenrezeptoren zu aktivieren.

Entsprechend ändert sich somit auch der Bedarf an jenen Mikronährstoffen, die eine maximale Testosteronproduktion ermöglichen. An dieser Stelle macht es durchaus Sinn, Supplemente in Erwägung zu ziehen. Zwar können wir viele der Supplemente durch eine entsprechend ausgeklügelte Ernährung ersetzen, da es sich hierbei jedoch um ein zeitlich beschränktes Experiment handelt, bei dem Sie sich selbst demonstrieren möchten, was mit einer optimalen Nährstoffversorgung möglich ist, können Sie sich innerhalb der nächsten 12 Wochen an folgenden Supplementen bedienen:

Zink

Supplementieren Sie 25mg Zink am Tag. Für welche Art von Zink Sie sich entscheiden, spielt hier keine weltbewegende Rolle, da die Schwankungen der Bio-Verfügbarkeit verschiedener Zink-Arten wesentlich geringer sind als dies häufig dargestellt wird. Wichtig: Konsumieren Sie reines Zink niemals auf leeren Magen, da sonst Bauchschmerzen und Übelkeit drohen.

Magnesium

Den Großteil Ihres Magnesiumbedarfs (ca. 400mg/ Tag) werden Sie bereits durch Kartoffeln, Hafer und Reis decken können. Möchten Sie dennoch Magnesium supplementieren, um einen Magnesiummangel definitiv auszuschließen, empfiehlt sich hier die Supplementierung mit einem Magnesium-Nitrat bei einer täglichen Dosierung von etwa 200 mg.

Vitamin D

Supplementieren Sie Vitamin D3 in Kombination mit Vitamin K2 MK7. Die Dosierung sollte ca. 2000IE des Vitamin D3 und 150µg des Vitamin K2 MK7 betragen.

Bor

Ihren Bor-Bedarf werden Sie innerhalb der nächsten drei Monate auf gänzlich natürliche Weise abdecken. Essen Sie hierzu täglich einen Pfirsich zum Frühstück.

Kreatin

Ein weiteres Supplement, an dem Sie sich bedienen sollten, ist das Kreatin. Hierzu trinken Sie jeden Tag 5 bis 8g Kreatin-Monohydrat aufgelöst in einem Glas Fruchtsaft.

Ashwagandha oder Forskolin (optional)

Während beide Supplemente den Testosteronspiegel deutlich erhöhen können, ist Forskolin zusätzlich in der Lage, die Anzahl der Androgenrezeptoren zu steigern.

Richtwerte für die Dosierung von Ashwagandha (KSM-66): Maximal 2x 300mg täglich für 8-12 Wochen

Richtwerte für die Dosierung von Forskolin (20%): Maximal 1x 250mg täglich für 8-12 Wochen

Informieren Sie sich über eventuelle Risiken und Nebenwirkungen bei Ihrem Apotheker oder befragen Sie hierzu einen Arzt.

Cortisolspiegel minimieren

Wie Sie bereits erfahren haben, sind Schlafqualität und Schlafdauer ausschlaggebend dafür, wie viel neues Testosteron produziert wird. Sollten Sie keine Rollladen besitzen, mit denen Sie Ihr Schlafzimmer komplett abdunkeln können, empfiehlt sich der Kauf einer Schlafmaske. Achten Sie außerdem darauf, dass die Zimmertemperatur unter 20°C liegt. Auch sollten Sie einige Stunden vor dem Schlafengehen schwere Mahlzeiten vermeiden – hierzu zählen insbesondere Fleischprodukte, die erst innerhalb mehrerer Stunden vollständig verdaut werden. Lassen Sie Ihren Körper in der Nacht vollständig zur Ruhe kommen und schlafen Sie nicht weniger als 8 Stunden.

Vermeiden Sie Stress und eine unnötig hohe Cortisolausschüttung! Eine Methode, mit der Sie Ihren Cortisolspiegel innerhalb einiger Wochen deutlich senken können, ist die Meditation. Gehen Sie hierbei wie im entsprechenden Kapitel beschrieben vor und beginnen Sie in der ersten Woche damit, zwei bis fünf Minuten am Tag zu meditieren. Steigern Sie die Meditationsdauer, sobald Sie Lust darauf empfinden.

„Fressen Sie den Frosch": Schreiben Sie sich vor dem Schlafengehen auf, welche Ihre schwierigste Aufgabe des nächsten Tages sein wird. Beginnen Sie mit dieser Aufgabe so früh wie möglich und haken Sie sie schnellstmöglich ab.

Handy aus! Schalten Sie Ihr Handy frühestens 40 Minuten nach dem Aufwachen ein und lesen oder beantworten Sie während dieser Zeit keine Emails.

Resultate

Sie werden sich mit jeder voranschreitenden Woche stärker, leistungsfähiger, lebendiger und mutiger fühlen. Ihre Ausstrahlung wird sich spürbar verbessern. Auch wird sich Ihr Körperfettanteil nach der zwölften Woche sichtbar verringert haben, da bereits ein geringer Testosteronanstieg relativ zügig die Fettverbrennung hochreguliert. Gleichzeitig kann sich jedoch Ihr Gesamtkörpergewicht erhöht haben, da Sie zwischenzeitlich mehr Muskeln aufgebaut haben. Lassen Sie Ihren Testosteronspiegel nochmals messen und vergleichen die Ergebnisse.

Herzlichen Glückwunsch, Sie können stolz auf sich sein! Sie haben am eigenen Körper erfahren, wie einfach es im Grunde ist, den Testosteronspiegel zu erhöhen und wie sehr dies zu einer verbesserten

Lebensqualität beiträgt. Halten Sie diesen Kurs bei, bis Sie sich komplett an den neuen Lebensstil gewöhnt haben. Versuchen Sie, die Supplementierungen nach und nach durch immer mehr natürliche Nahrungsmittel zu ersetzen, sodass Sie auf diese bald komplett oder zu einem Großteil verzichten können.

Bonus 1: Fett verbrennen ohne Testosteron-Einbußen

Dieses Bonus-Kapitel richtet sich an Diejenigen, die schon längere Zeit mit Übergewicht zu kämpfen haben und beim Lesen dieses Buches feststellen mussten, dass Ausdauersportarten, die üblicherweise zum Abnehmen bevorzugt werden, durchaus nachteilig für Männer sein können. Und auch hier gilt wieder: Ihr **Arzt** muss Ihnen „grünes Licht" geben, bevor Sie mit diesem Programm beginnen dürfen, da dieses Training eine erhöhte **Belastung für Ihr Herz** darstellt.

Zwei wichtige Punkte haben Sie bereits verstanden:

1. Je mehr Fettgewebe Sie besitzen, desto mehr Aromatase stellt Ihr Körper bereit. Je mehr Aromatase Sie produzieren, desto größter ist der Anteil an Testosteron, das zu Östrogenen umgewandelt wird.

2. Wenn Sie mehrmals die Woche Ausdauersport betreiben („Cardio"), wird sich diese Art des Trainings deutlich negativ auf Ihren Testosteronspiegel auswirken und gleichzeitig Ihren Cortisolspiegel erhöhen.

Übergewichtige Männer stehen also häufig vor einem Dilemma, dessen Lösung eigentlich ganz einfach ist:

Anstatt das überschüssige Fettgewebe mit Ausdauersport zu bekämpfen, sollten Sie zu einer Variante greifen, die nicht Ihren Testosteronspiegel senkt. Hier kommt das sogenannte „HIIT" ins Spiel, dessen unglaubliches Potential ich bereits in einem meiner vergangenen Bücher erklärt habe:

Das Kürzel HIIT steht für Hochintensives Intervalltraining (High Intensity Interval Training). Ziel ist es, möglichst einfache Übungen, die nahezu überall durchgeführt werden können, mit so wenig Zeitaufwand wie möglich zu absolvieren. Der Effekt, der durch diese Art des Trainings hervorgerufen werden soll, ist vergleichbar mit dem einer Wechseldusche, wo das Wasser von heiß auf kalt umgestellt wird: Der Körper wird geschockt. Grundsätzlich lösen kurze, intensive Trainingsphasen lange Erholungspausen ab, was Ihnen vielleicht schon aus dem klassischen Intervalltraining beim Laufsport bekannt ist. Das beste Beispiel sind kurze, schnelle Sprints (30 bis 60 Sekunden), gefolgt von Laufeinheiten (60 bis 180 Sekunden).

Die Faustregel lautet also: Training/ Pause/ Training…

Pausen bedeuten allerdings beim HIIT keinesfalls vollständige Ruhe. Diese helfen Ihnen zwar dabei, zu entspannen und den Puls wieder zu senken, in Bewegung zu bleiben, ist hierbei jedoch trotzdem die

Voraussetzung. Das Ziel ist es, den Puls in regelmäßigen Abständen in die Höhe zu treiben (ohne dies zu übertreiben!), sodass er längere Zeit braucht, um wieder ein normales Niveau zu erreichen, wodurch ein „Nachbrenneffekt" erzielt wird.

Studien belegen, dass Hochintensives Intervalltraining den Stoffwechsel so stark beeinflusst, dass noch 48 Stunden nach einem Workout nachweisbar mehr Kalorien vom Körper umgesetzt werden. Im Vergleich zum klassischen Ausdauersport wird hier besonders das viszerale Fettgewebe angegriffen.

Der Grund dafür liegt in der erhöhten Ausschüttung der Hormone Adrenalin und Noradrenalin, auf welche das viszerale Bauchfett besonders empfindlich reagiert. Auch das subkutane Fettgewebe wird durch diese Art des Trainings effektiv abgebaut.

Insbesondere in Bezug auf das Bauchfett scheint HIIT deutlich schnellere Ergebnisse zu erzielen, als beispielsweise das Joggen oder andere Sportarten, die lange Zeit als hilfreichste Methode zur Gewichtsreduktion galten.

Doch es nicht nur so, dass HIIT kein Absinken des Testosteronspiegels verursacht, es steigert sogar den Testosteronspiegel! Die entsprechenden Studien hierzu finden Sie – wie immer – im Quellenverzeichnis.

Wie genau läuft Hochintensives Intervalltraining ab?

Nachdem die Grundsätze nun erläutert wurden, kommen wir zum tatsächlichen Ablauf des High Intensity Intervall Trainings. Wie bereits erwähnt, wechseln sich hochintensive Trainings- und Erholungsphasen ständig ab. Wichtig ist hierbei, dass Sie in den Trainingsphasen an einen Punkt gelangen, an dem Sie erschöpft sind.

Grundsätzlich sollte ein HIIT wie folgt aussehen: Auf eine Aufwärmphase von fünf bis zehn Minuten folgt die erste Belastungsphase von 30 bis 60 Sekunden. Im Anschluss daran erfolgt eine Erholungsphase von 60 bis 180 Sekunden. Für ein erfolgreiches Training reichen sechs bis acht Intervalle aus, sodass die Trainingsdauer insgesamt nur zwischen 15 und 25 Minuten betragen muss.

Beispieltraining Sprint:

- Sie beginnen damit, sich zehn Minuten leicht warm zu laufen, um Ihre Muskeln aufzuwärmen.
- Es folgen sechs Intervalle mit jeweils 30 Sekunden Sprint, gefolgt von 60 Sekunden leichtem Joggen.

- Um Verletzungen zu vermeiden, sollten Sie sich am Ende des Trainings noch etwas Zeit zum Auslaufen nehmen.

Beispieltraining im Wohnzimmer:

- Hier können Sie sich individuell durch Dehnen der Muskeln, Liegestütz bis hin zu Kniebeugen aufwärmen.
- Anschließend folgen sechs Intervalle mit 60 Sekunden Burpees und 90 Sekunden „Hampelmann" oder jegliche andere Übung, die Sie gerne machen möchten. Der Fantasie sind hier keine Grenzen gesetzt.
- Wichtig: Sollten Sie bereits über einen längeren Zeitraum nur wenig Sport betrieben haben, empfiehlt es sich dringend vor dem Start des HIITs, eine „Aufwärmwoche" zu absolvieren.

Bonus 2: Maskuline Ausstrahlung aus psychologischer Sicht – Wie (genau) das Testosteron Männer unwiderstehlich macht

Wie bereits angesprochen, sorgt Testosteron nicht nur dafür, dass es uns körperlich leistungsfähiger macht und die Muskelmasse erhöht, es beeinflusst auch unser gesamtes Erscheinungsbild und die „Aura", die wir ausstrahlen. Verantwortlich für diesen Effekt sind viele, unterbewusst kommunizierte Signale, die wir auf bewusster Ebene kaum kontrollieren können.

Das Unterbewusstsein

Um das zu verstehen, müssen Sie sich zunächst darüber klar werden, dass unser Bewusstsein lediglich 5-10% unserer gesamten Gehirnkapazität ausmacht. Die restlichen 90-95% sind für verschiedenste unterbewusste Prozesse reserviert, über die wir normalerweise nicht bewusst nachdenken:

- Atmung
- Regulierung der Körpertemperatur
- Körpersprache
- Gewohnheiten wie Schuhe zubinden, Autofahren, Zähneputzen etc.

- Reflexe wie Niesen, Husten oder Augen verschließen, wenn eine Fliege ins Gesichtsfeld fliegt
- „Fight or Flight" – Kämpfen oder Fliehen in plötzlichen Gefahrensituationen

und vieles mehr...

Unser Bewusstsein arbeitet logisch und analytisch und ist in der Lage, verschiedene Optionen abzuwägen und dadurch rational begründete Entscheidungen zu treffen. Alles was neu und wichtig für Sie erscheint, wie beispielsweise der Text, den Sie hier gerade zum ersten Mal lesen, bekommt Ihre bewusste Aufmerksamkeit.

Ihr Unterbewusstsein hingegen arbeitet ziemlich „primitiv". Es ist nicht in der Lage, rational begründete Entscheidungen zu treffen, sondern führt – ständig und automatisch – sich wiederholende oder lebenswichtige Prozesse aus, um Ihr Bewusstsein zu entlasten. Wenn Sie irgendwo hingehen, möchten Sie nicht ständig bewusst daran denken, dass Sie einen Fuß vor den anderen setzen müssen. Sie möchten sich nicht ständig daran erinnern müssen, ein- und wieder auszuatmen, damit Ihr Körper mit Sauerstoff versorgt wird. Wenn ein wildes Tier auf Sie zuläuft, haben Sie keine Zeit dafür, den effektivsten Fluchtweg auszurechnen – Ihr Instinkt übernimmt diese Leistung für Sie und liegt damit meistens richtig.

Ihr Unterbewusstsein trifft Entscheidungen nicht auf logischer oder mathematischer Ebene, sondern a) auf Basis Ihrer Erfahrungen aus der Vergangenheit und b) auf Basis Ihrer „vorprogrammierten" Instinkte – und das hat einen entscheidenden Vorteil: Ihr Unterbewusstsein reagiert extrem schnell und kann bis zu 80.000 Informationseinheiten in einer Sekunde verarbeiten. Es ist quasi ein „Multitasking-Genie". Zum Vergleich: Ihr Bewusstsein verarbeitet maximal 8 Informationseinheiten pro Sekunde und ist häufig schon dann überlastet, wenn Sie versuchen, gleichzeitig etwas zu lesen und zu telefonieren.

Immer, wenn wir zum ersten Mal einen Menschen kennenlernen, passiert Folgendes:

1. Unser Unterbewusstsein empfängt alle Signale, die unser Gegenüber kommuniziert: Gesichtsausdruck und Mimik, Stimmlage, Stimmhöhe, Sprechweise, Gestik, Körperhaltung, Wortwahl etc.

2. All diese Informationen werden im Bruchteil einer Sekunde mit unserer inneren Datenbank verglichen, in der die Eigenschaften aller Menschen abgespeichert sind, die wir jemals kennengelernt haben – und zwar nicht nur im realen Leben, sondern auch aus Filmen, Serien und anderen modernen Medien. So unheimlich sich das auch anhört, unser Unterbewusstsein vergisst nichts und kann auch keine Daten löschen. Der einzige Grund,

wieso wir Dinge „vergessen", ist, dass es unserem Gehirn große Energie abverlangt, Daten aus dem Unterbewusstsein zurück ins Bewusstsein zu übermitteln.

3. Auf Basis dieser Auswertung erzeugt unser Unterbewusstsein in uns das „Bauchgefühl". Wir empfinden unser Gegenüber daraufhin als grundsätzlich attraktiv, grundsätzlich freundlich, potentiell bedrohlich etc.

Der erste Eindruck zählt also tatsächlich. Ein Grund für dieses Prozedere ist, dass wir Menschen grundsätzlich viel erzählen können, was nicht stimmen muss. Der Mensch hat gelernt, zu lügen. Unsere körperlichen Signale, die wir unterbewusst kommunizieren, sind jedoch nur schwer zu manipulieren, sodass wir diese als zuverlässiger einstufen – auch das machen wir natürlich unbewusst.

Das heißt für Sie Folgendes:

Wenn Sie sich stark fühlen, kommunizieren Sie diese Stärke Ihrem Gegenüber in wenigen Millisekunden, ohne dass Sie es merken. Sie müssen nicht erst erzählen, dass Sie stark sind.

Wenn Sie sich ängstlich, besorgt oder unsicher fühlen, erkennt dies Ihr Gegenüber ebenfalls – ganz unabhängig davon, wie Sie versuchen, sich zu präsentieren.

Ein hoher Testosteronspiegel sorgt dafür, dass Sie sich körperlich leistungsfähiger und geistig zielorientierter fühlen. Die Wahrnehmung von Hemmungen und Ängsten nimmt dagegen deutlich ab. Diese Selbstsicherheit kommunizieren Sie nun anhand Ihrer unterbewusst gesteuerten, körperlichen Signale an die Außenwelt, weshalb Sie von anderen Menschen als zuverlässiger, stärker und attraktiver eingestuft werden. Sie müssen dafür nichts weiter tun, als einfach nur präsent zu sein.

Geschenk

Vielen Dank, dass Sie sich zum Kauf dieses Buches entschieden haben.

Ich hoffe, dass Sie viele nützliche Informationen für sich mitnehmen konnten und das volle Spektrum der positiven Effekte eines hohen Testosteronspiegels schon bald am eigenen Körper erfahren werden.

In Zusammenarbeit mit Primal Instincts habe ich außerdem einen Newsletter für Sie eingerichtet, in dem wir ausschließlich unsere spannendsten Informationen, Projekte und Neuigkeiten mit Ihnen teilen möchten. Als Dankeschön hat Emre (Primal Instincts) ein besonderes **Willkommensgeschenk** für Sie hinterlegt.

Es ist nicht immer leicht, ein Sportler sein zu. Häufig müssen wir der Versuchung widerstehen, gemeinsam mit unseren Freunden lange Nächte zu verbringen und wenn es dann doch einmal vorgekommen ist, dass wir etwas getrunken haben, fühlen wir uns in der darauffolgenden Woche schwach und angeschlagen. Vorweg: Ich brauche nicht zu erwähnen, dass Alkohol niemals das Lieblingsgetränk eines Sportlers sein sollte und ganz offensichtlich **gesundheitsschädlich** sein kann, wenn man es übertreibt. Außerdem wissen Sie jetzt, was mit Ihren Hormonen passiert, wenn Sie über einen längeren Zeitraum hinweg ständig zum Alkohol greifen. Dennoch bin ich der Meinung, dass es in Ordnung ist, sich zu besonderen Anlässen zwei oder drei Drinks zu gönnen, da Alkohol auch durchaus positive Aspekte an sich hat, die ich nicht leugnen möchte. Freundschaften werden geschlossen oder wachsen enger zusammen und Geschichten können entstehen, über die man froh sein kann, sie erlebt zu haben. Ebenso vertrete ich die Meinung, dass – **wenn wir schon Alkohol trinken**, wir dann doch bitte die möglichen gesundheitlichen Risiken (so gut es geht) eingrenzen **sollten.**

Emre hat einen kurzen Guide für Sie vorbereitet, in dem er dieses Thema mit Ihnen besprechen wird. Ein alkoholbedingter Kater hat neben der Dehydration und dem Verlust von Elektrolyten, viele weitere Ursachen, über die kaum jemand informiert ist. Diese können durch bestimmte Mittel und Herangehensweisen weitestgehend bekämpft werden, solange sich der Alkoholkonsum im Rahmen hält.

Ich wünsche Ihnen viel Spaß beim Lesen!

Mit besten Grüßen

Ihr Mario Fried

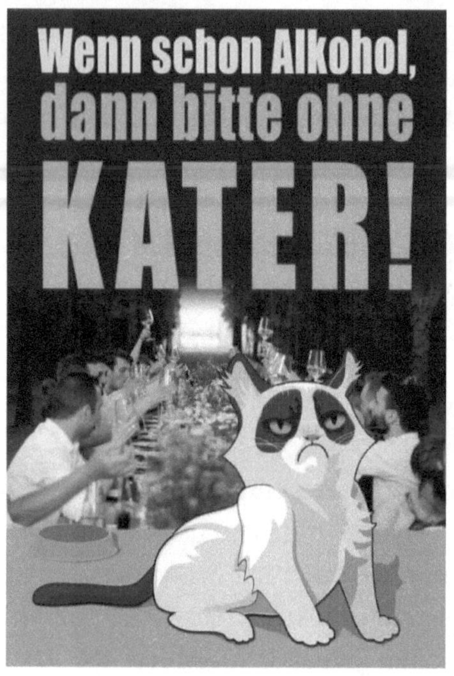

Hier geht es zu Ihrem Geschenk

und zur kostenlosen Newsletter-Anmeldung:

geschenk.primal-instincts.de

Studien- und Quellenverzeichnis

Allgemeines

Travison TG. et al.
"A population-level decline in serum testosterone levels in American men"
J Clin Endocrinol Metab. 2007 Jan
https://www.ncbi.nlm.nih.gov/pubmed/17062768

Psychische Aspekte

Aydogan U. et al.
"Increased frequency of anxiety, depression, quality of life and sexual life in young hypogonadotropic hypogonadal males and impacts of testosterone replacement therapy on these conditions"
Endocr J., 2012 Aug 31
https://www.ncbi.nlm.nih.gov/pubmed/22972022

Dorien Enter. et al.
"Single dose testosterone administration alleviates gaze avoidance in women with Social Anxiety Disorder"
Elsevier, 2015
http://www.sciencedirect.com/science/article/pii/S030645301500
9117

David Terburg (PhD). et al.
"Testosterone abolishes implicit subordination in social anxiety"
Elsevier, 2016
http://www.sciencedirect.com/science/article/pii/S030645301630
4292

Erno Jan Hermans. et al.
"Testosterone administration reduces empathetic behavior: A facial mimicry study"
Erno Jan Hermans. Elsevier, 2006
http://www.sciencedirect.com/science/article/pii/S0306453006000734

F. Suay. et al.
"Effects of competition and its outcome on serum testosterone, cortisol and prolactin"
Psychoneuroendocrinology 24. 1999
http://www.uv.es/cortisol/art%20labnsc/1999/suay%20et%20al.,%201999%20pnec.pdf

Nicole Carrier et al.
"Exploring the Antidepressant Effects of Testosterone"
Elsevier, 2. April 2012
https://www.elsevier.com/about/press-releases/research-and-journals/exploring-the-antidepressant-effects-of-testosterone

<u>Testosteronreduzierende und/oder östrogensteigernde Lebensmittel</u>

Maruyama K. et al.
"Exposure to exogenous estrogen through intake of commercial milk produced from pregnant cows"
Pediatr Int. 2010 Feb
https://www.ncbi.nlm.nih.gov/pubmed/19496976

Debra A. Nowak. et al.
"The Effect of Flaxseed Supplementation on Hormonal Levels
Associated with Polycystic Ovarian Syndrome: A Case Study"
Curr Top Nutraceutical Res. 2007
https://www.ncbi.nlm.nih.gov/pmc/articles/PMC2752973/

Penttinen-Damdimopoulou PE. et al.
"Dietary sources of lignans and isoflavones modulate responses
to estradiol in estrogen reporter mice"
Mol Nutr Food Res. *2009* Aug
https://www.ncbi.nlm.nih.gov/pubmed/19603405

Evans BA. et al.
"Inhibition of 5 alpha-reductase in genital skin fibroblasts and
prostate tissue by dietary lignans and isoflavonoids"
J Endocrinol. 1995 Nov
https://www.ncbi.nlm.nih.gov/pubmed/7490559

Akdogan M. et al.
"Effects of peppermint teas on plasma testosterone, follicle-
stimulating hormone, and luteinizing hormone levels and
testicular tissue in rats"
Urology. 2004 Aug
https://www.ncbi.nlm.nih.gov/pubmed/15302514

Akdoğan M. et al.
"Effect of spearmint (Mentha spicata Labiatae) teas on androgen
levels in women with hirsutism"
Phytother Res. 2007 May
https://www.ncbi.nlm.nih.gov/pubmed/17310494

S Kalgaonkar. et al.
"Differential effects of walnuts vs almonds on improving metabolic and endocrine parameters in PCOS"
European Journal of Clinical Nutrition. 2011
http://www.nature.com/ejcn/journal/v65/n3/full/ejcn2010266a.html

Shin EC. et al.
"Commercial peanut (Arachis hypogaea L.) cultivars in the United States: phytosterol composition"
J Agric Food Chem. 2010 Aug 25
https://www.ncbi.nlm.nih.gov/pubmed/20677801

Fanciulli G. et. al.
"Serum prolactin levels after administration of the alimentary opioid peptide gluten exorphin B4 in male rats"
Nutr Neurosci. 2004 Feb
https://www.ncbi.nlm.nih.gov/pubmed/15085559

Delvecchio M. et. al.
"Prolactin may be increased in newly diagnosed celiac children and adolescents and decreases after 6 months of gluten-free diet"
Horm Res Paediatr. 2014
https://www.ncbi.nlm.nih.gov/pubmed/24603159

<u>Magnesium</u>

Cinar V. et al.
"Effects of magnesium supplementation on testosterone levels of athletes and sedentary subjects at rest and after exhaustion"
Biol Trace Elem Res. 2011 Apr
https://www.ncbi.nlm.nih.gov/pubmed/20352370

Maggio M. et al.
"Magnesium and anabolic hormones in older men"
Int J Androl. 2011 Dec
https://www.ncbi.nlm.nih.gov/pubmed/21675994

L. Excoffon. et al.
"Magnesium effect on testosterone–SHBG association studied by a novel molecular chromatography approach"
Elsevier B.V. 2008
http://www.sciencedirect.com/science/article/pii/S073170850800
5955

Vitamin D

Pilz S. et al.
"Effect of vitamin D supplementation on testosterone levels in men"
Horm Metab Res. 2011 Mar
https://www.ncbi.nlm.nih.gov/pubmed/?term=21154195

Wehr E. et. al.
"Association of vitamin D status with serum androgen levels in men"
Clin Endocrinol (Oxf). 2010 Aug
https://www.ncbi.nlm.nih.gov/pubmed/20050857

Katharina Nimptsch. et. al.
"Association between plasma 25-OH vitamin D and testosterone levels in men"
Wiley Online Library, 2012 Jan
https://onlinelibrary.wiley.com/doi/abs/10.1111/j.1365-
2265.2012.04332.x?deniedAccessCustomisedMessage=&userIs
Authenticated=false

Bischoff-Ferrari HA. et. al.
"Additive benefit of higher testosterone levels and vitamin D plus calcium supplementation in regard to fall risk reduction among older men and women"
Osteoporos Int. 2008 Sep
https://www.ncbi.nlm.nih.gov/pubmed/18351428

Diamond T . et. al.
"Hip fracture in elderly men: the importance of subclinical vitamin D deficiency and hypogonadism"
The Medical Journal of Australia, 1998 Aug
http://europepmc.org/abstract/med/9734509

Zink

Geoffrey L Hammond. et al.
"Structure/function analyses of human sex hormone-binding globulin: effects of zinc on steroid-binding specificity"
Elsevier Science Ltd. 2003
http://www.sciencedirect.com/science/article/pii/S096007600300195X

Kilic M. et al.
"The effect of exhaustion exercise on thyroid hormones and testosterone levels of elite athletes receiving oral zinc"
Neuro Endocrinol Lett. 2006 Feb-Apr
https://www.ncbi.nlm.nih.gov/pubmed/16648789

Bor

Naghii MR. et al.
"Comparative effects of daily and weekly boron supplementation on plasma steroid hormones and proinflammatory cytokines"
J Trace Elem Med Biol. 2011 Jan
https://www.ncbi.nlm.nih.gov/pubmed/21129941

Ferrando AA. et al.
"The effect of boron supplementation on lean body mass, plasma testosterone levels, and strength in male bodybuilders"
Int J Sport Nutr. 1993 Jun
https://www.ncbi.nlm.nih.gov/pubmed/8508192

Vitamin A

Livera G. et. al.
"Regulation and perturbation of testicular functions by vitamin A"
Reproduction. 2002 Aug;
https://www.ncbi.nlm.nih.gov/pubmed/12141930

Bishop DT. et. al.
"The effect of nutritional factors on sex hormone levels in male twins"
Genet Epidemiol. 1988
https://www.ncbi.nlm.nih.gov/pubmed/3360302

Zadik Z. et. al.
"Vitamin A and iron supplementation is as efficient as hormonal therapy in constitutionally delayed children"
Clin Endocrinol (Oxf). 2004 Jun
https://www.ncbi.nlm.nih.gov/pubmed/15163330

<u>Vitamin B</u>

M. S. Biskind. et. al.
"Inactivation of testosterone propionate in the liver during vitamin B-complex deficiency Alteration of the estrogen-androgen equilibrium"
Endocrinology, 1943 Jan
<u>https://www.researchgate.net/publication/240291420_Inactivation_of_testosterone_propionate_in_the_liver_during_vitamin_B-complex_deficiency_Alteration_of_the_estrogen-androgen_equilibrium</u>

Delitala G. et. al.
"Suppression of thyrotropin (TSH) and prolactin (PRL) release by pyridoxine in chronic primary hypothyroidism"
J Clin Endocrinol Metab. 1977 Nov
<u>https://www.ncbi.nlm.nih.gov/pubmed/925127</u>

Victora. Drill. et. al.
"Effect of vitamin B complex deficiency, controlled inanition and methionine on inactivation of estrogen by the liver."
Endocrinology, *1946 May*
<u>https://academic.oup.com/endo/article-abstract/38/5/300/2774114?redirectedFrom=fulltext</u>

<u>Forskolin</u>

Lynne V. Nazareth. et. al.
"Activation of the Human Androgen Receptor through a Protein Kinase A Signaling Pathway"
Journal of Biological Chemistry, 1996, May
<u>http://www.jbc.org/content/271/33/19900.short</u>

Lin H. et. al.
"Stimulatory effect of lactate on testosterone production by rat Leydig cells"
J Cell Biochem. 2001 Jun
https://www.ncbi.nlm.nih.gov/pubmed/11500963

Michael P. Godard. et. al.
"Body Composition and Hormonal Adaptations Associated with Forskolin Consumption in Overweight and Obese Men"
Obesity, 2012 Sep
https://onlinelibrary.wiley.com/doi/abs/10.1038/oby.2005.162

Alasbahi RH. et. al.
"Forskolin and derivatives as tools for studying the role of cAMP"
Pharmazie. 2012 Jan
https://www.ncbi.nlm.nih.gov/pubmed/22393824

Carnitin

Moradi M. et. al.
"Safety and efficacy of clomiphene citrate and L-carnitine in idiopathic male infertility: a comparative study"
Urol J. 2010
https://www.ncbi.nlm.nih.gov/pubmed/20845296

Lenzi A. et. al.
"Use of carnitine therapy in selected cases of male factor infertility: a double-blind crossover trial"
Fertil Steril. 2003 Feb
https://www.ncbi.nlm.nih.gov/pubmed/12568837

Balercia G. et. al.
"Placebo-controlled double-blind randomized trial on the use of L-carnitine, L-acetylcarnitine, or combined L-carnitine and L-acetylcarnitine in men with idiopathic asthenozoospermia"
Fertil Steril. 2005 Sep
https://www.ncbi.nlm.nih.gov/pubmed/16169400

Kraemer WJ. et. al.
"Androgenic responses to resistance exercise: effects of feeding and L-carnitine"
Med Sci Sports Exerc. 2006 Jul
https://www.ncbi.nlm.nih.gov/pubmed/16826026

Kraemer WJ. et. al.
"The effects of L-carnitine L-tartrate supplementation on hormonal responses to resistance exercise and recovery"
J Strength Cond Res. 2003 Aug
https://www.ncbi.nlm.nih.gov/pubmed/12930169

Juckbohne und L-Dopa

Kamla Kant Shukla. et. al.
"Mucuna pruriens Reduces Stress and Improves the Quality of Semen in Infertile Men"
Evid Based Complement Alternat Med. 2010 Mar
https://www.ncbi.nlm.nih.gov/pmc/articles/PMC2816389/

Shukla KK. et. al.
"Mucuna pruriens improves male fertility by its action on the hypothalamus-pituitary-gonadal axis"
Fertil Steril. 2009 Dec
https://www.ncbi.nlm.nih.gov/pubmed/18973898

Gupta A. et. al.
"A proton NMR study of the effect of Mucuna pruriens on seminal plasma metabolites of infertile males"
J Pharm Biomed Anal. 2011 Jul
https://www.ncbi.nlm.nih.gov/pubmed/21459537

Wafa LA. et. al.
"Comprehensive expression analysis of L-dopa decarboxylase and established neuroendocrine markers in neoadjuvant hormone-treated versus varying Gleason grade prostate tumors"
Hum Pathol. 2007 Jan
https://www.ncbi.nlm.nih.gov/pubmed/16997353?dopt=Abstract&holding=npg

Margiotti K. et. al.
"Androgen-regulated genes differentially modulated by the androgen receptor coactivator L-dopa decarboxylase in human prostate cancer cells"
Mol Cancer. 2007 Jun
https://www.ncbi.nlm.nih.gov/pubmed/17553164?dopt=Abstract&holding=npg

Ashwagandha

Ambiye VR. et a.
"Clinical Evaluation of the Spermatogenic Activity of the Root Extract of Ashwagandha (Withania somnifera) in Oligospermic Males: A Pilot Study."
Evid Based Complement Alternat Med. 2013 Nov
https://www.ncbi.nlm.nih.gov/pubmed/24371462

Ahmad MK. et al.
"Withania somnifera improves semen quality by regulating reproductive hormone levels and oxidative stress in seminal plasma of infertile males"
Fertil Steril. 2010 Aug
https://www.ncbi.nlm.nih.gov/pubmed/19501822

Abbas Ali Mahdi. et al.
"Withania somnifera Improves Semen Quality in Stress-Related Male Fertility"
Creative Commons Attribution License. 2011
https://www.hindawi.com/journals/ecam/2011/576962/

Wankhede S. et al.
"Examining the effect of Withania somnifera supplementation on muscle strength and recovery: a randomized controlled trial"
J Int Soc Sports Nutr. 2015 Nov 25
https://www.ncbi.nlm.nih.gov/pubmed/26609282

Chandrasekhar K. et al.
"A prospective, randomized double-blind, placebo-controlled study of safety and efficacy of a high-concentration full-spectrum extract of ashwagandha root in reducing stress and anxiety in adults"
Indian J Psychol Med. 2012 Jul
https://www.ncbi.nlm.nih.gov/pubmed/23439798

Mahdi AA. et al.
"Withania somnifera Improves Semen Quality in Stress-Related Male Fertility"
Evid Based Complement Alternat Med. 2009 Sep 29
https://www.ncbi.nlm.nih.gov/pubmed/19789214

Tongkat Ali

Shawn M Talbott. et al.
"Effect of Tongkat Ali on stress hormones and psychological mood state in moderately stressed subjects"
J Int Soc Sports Nutr. 2013
https://www.ncbi.nlm.nih.gov/pmc/articles/PMC3669033/

Shawn M Talbott. et al.
"Effect of Tongkat Ali on stress hormones and psychological mood state in moderately stressed subjects"
Journal of the International Society of Sports Nutrition. 2013
https://jissn.biomedcentral.com/articles/10.1186/1550-2783-10-28

Tambi MI. et al.
"Standardised water-soluble extract of Eurycoma longifolia, Tongkat ali, as testosterone booster for managing men with late-onset hypogonadism?"
Andrologia. 2012 May
https://www.ncbi.nlm.nih.gov/pubmed/21671978

Tribulus Terrestris

Rogerson S. et al.
"The effect of five weeks of Tribulus terrestris supplementation on muscle strength and body composition during preseason training in elite rugby league players"
J Strength Cond Res. 2007 May
https://www.ncbi.nlm.nih.gov/pubmed/17530942

Brown GA. et al.
"Effects of anabolic precursors on serum testosterone
concentrations and adaptations to resistance training in young
men"
Int J Sport Nutr Exerc Metab. 2000 Sep
https://www.ncbi.nlm.nih.gov/pubmed/10997957

Neychev VK. et al.
"The aphrodisiac herb Tribulus terrestris does not influence the
androgen production in young men"
J Ethnopharmacol. 2005 Oct 3
https://www.ncbi.nlm.nih.gov/pubmed/15994038

Brown GA. et al.
"Endocrine and lipid responses to chronic androstenediol-herbal
supplementation in 30 to 58 years old men"
J Am Coll Nutr. 2001 Oct
https://www.ncbi.nlm.nih.gov/pubmed/11601567

Maca

Gonzales GF. et al.
"Effect of Lepidium meyenii (Maca), a root with aphrodisiac and
fertility-enhancing properties, on serum reproductive hormone
levels in adult healthy men"
J Endocrinol. 2003 Jan
https://www.ncbi.nlm.nih.gov/pubmed/12525260

Gonzales GF. et al
"Effect of Lepidium meyenii (MACA) on sexual desire and its
absent relationship with serum testosterone levels in adult healthy
men"
Andrologia. 2002 Dec
https://www.ncbi.nlm.nih.gov/pubmed/12472620

Zenico T. et al.
"Subjective effects of Lepidium meyenii (Maca) extract on well-being and sexual performances in patients with mild erectile dysfunction: a randomised, double-blind clinical trial"
Andrologia. 2009 Apr
https://www.ncbi.nlm.nih.gov/pubmed/19260845

<u>Kreatin</u>

Hoffman J. et al.
"Effect of creatine and beta-alanine supplementation on performance and endocrine responses in strength/power athletes"
Int J Sport Nutr Exerc Metab. 2006 Aug
https://www.ncbi.nlm.nih.gov/pubmed/17136944

Cook CJ. et al.
"Skill execution and sleep deprivation: effects of acute caffeine or creatine supplementation - a randomized placebo-controlled trial"
J Int Soc Sports Nutr. 2011 Feb 16
https://www.ncbi.nlm.nih.gov/pubmed/21324203

van der Merwe J. et al.
"Three weeks of creatine monohydrate supplementation affects dihydrotestosterone to testosterone ratio in college-aged rugby players"
Clin J Sport Med. 2009 Sep
https://www.ncbi.nlm.nih.gov/pubmed/19741313

D. Sheikholeslami Vatani. et al.
"The effects of creatine supplementation on performance and hormonal response in amateur swimmers"
Elsevier Masson SAS. 2011
http://www.sciencedirect.com/science/article/pii/S076515971100
1171

H. Arazi, et al.
"Effects of short term creatine supplementation and resistance exercises on resting hormonal and cardiovascular responses"
Elsevier Masson SAS. 2015
http://www.sciencedirect.com/science/article/pii/S076515971500
0039

Meditation

Cash E. et al.
"Mindfulness meditation alleviates fibromyalgia symptoms in women: results of a randomized clinical trial"
Ann Behav Med. 2015 Jun
https://www.ncbi.nlm.nih.gov/pubmed/25425224

Turan B. et al.
"Anticipatory sensitization to repeated stressors: the role of initial cortisol reactivity and meditation/emotion skills training"
Psychoneuroendocrinology. 2015 Feb
https://www.ncbi.nlm.nih.gov/pubmed/25497480

Ray IB. et al.
"Meditation and coronary heart disease: a review of the current clinical evidence"
Ochsner J. 2014 Winter
https://www.ncbi.nlm.nih.gov/pubmed/25598736

Buttle H
"Measuring a Journey without Goal: Meditation, Spirituality, and Physiology"
Biomed Res Int. 2015
https://www.ncbi.nlm.nih.gov/pubmed/26137495

Lau WK, et al.
"Can the neural-cortisol association be moderated by experience-induced changes in awareness?"
Sci Rep. 2015 Nov 18
https://www.ncbi.nlm.nih.gov/pubmed/26577539

Turakitwanakan W. et al.
"Effects of mindfulness meditation on serum cortisol of medical students"
J Med Assoc Thai. 2013 Jan
https://www.ncbi.nlm.nih.gov/pubmed/23724462

Ngô TL
"Review of the effects of mindfulness meditation on mental and physical health and its mechanisms of action"
Sante Ment Que. 2013 Autumn
https://www.ncbi.nlm.nih.gov/pubmed/24719001

Zeidan F. et al.
"Neural correlates of mindfulness meditation-related anxiety relief"
Soc Cogn Affect Neurosci. 2014 Jun
https://www.ncbi.nlm.nih.gov/pubmed/23615765

Schlaf

Goh VH. et al.
"Sleep, sex steroid hormones, sexual activities, and aging in Asian men"
J Androl. 2010 Mar-Apr
https://www.ncbi.nlm.nih.gov/pubmed/19684340

Penev PD
"Association between sleep and morning testosterone levels in older men"
Sleep. 2007 Apr
https://www.ncbi.nlm.nih.gov/pubmed/17520786

Al-Khlaiwi T. et al.
"Association of mobile phone radiation with fatigue, headache, dizziness, tension and sleep disturbance in Saudi population"
Saudi Med J. 2004 Jun
https://www.ncbi.nlm.nih.gov/pubmed/15195201

Rahimi R. et al.
"Effects of very short rest periods on hormonal responses to resistance exercise in men"
J Strength Cond Res. 2010 Jul
https://www.ncbi.nlm.nih.gov/pubmed/20555276

Cortisol

Christine A. et al.
"Cortisol Connection: Tips on Managing Stress and Weight"
https://www.unm.edu/~lkravitz/Article%20folder/stresscortisol.html

Jones, T.L.
"Definition of stress. In J.J. Robert-McComb (Ed.), Eating Disorders in Women and Children: Prevention, Stress Management, and Treatment"
(S. 89-100). Boca Raton, FL: CRS Press, 2001.

McEwen, B.S.
"The brain as a target of endocrine hormones. In Neuroendocrinology. Krieger and Hughs"
(S. 33-42). Sinauer Association, Inc., Massachusetts, 1980.

Henry, J.P.
"Biological basis of the stress response"
1992 Jan-Mar
https://www.ncbi.nlm.nih.gov/pubmed/1576090

Daniel L. Ely
"Organization of Cardiovascular and Neurohumoral Responses to Stress"
Annals of the New York Academy of Sciences, December 1995
http://onlinelibrary.wiley.com/doi/10.1111/j.1749-6632.1995.tb44712.x/abstract

Andrews, R.C., et al.
"Abnormal cortisol metabolism and tissue sensitivity to cortisol in patients with glucose intolerance"
The Journal of Clinical Endocrinology, 2002.
https://www.ncbi.nlm.nih.gov/pubmed/12466357

Morris, K.L., et al.
1,25-dihydroxyvitamin D3 modulation of adipocyte glucocorticoid function"
Obesity Research, Apr 2005.
https://www.ncbi.nlm.nih.gov/pubmed/15897475

Epel, E., et al.
Stress may add bite to appetite in women: a laboratory study of stress-induced cortisol and eating behavior"
Psychoneuroendocrinology, Jan 2001.
https://www.ncbi.nlm.nih.gov/pubmed/11070333

Cavagnini, F., et al.
Glucocorticoids and neuroendocrine function"
International Journal of Obesity, 2000
https://www.ncbi.nlm.nih.gov/pubmed/10997615

Mariemi J. E., et al.
Visceral fat and psychosocial stress in identical twins discordant for obesity"
Journal of Internal Medicine, 2002
https://www.ncbi.nlm.nih.gov/pubmed/11851863

Rosmond, R., et al.
"Stress-related cortisol secretion in men: relationships with abdominal obesity and endocrine, metabolic, and hemodynamic abnormalities"
Journal of Clinical Endocrinology and Metabolism, 1998
https://www.ncbi.nlm.nih.gov/pubmed/9626108

Vivian Heyward, et al.
"Advanced Fitness Assessment and Exercise Prescription 7th Edition With Online Video"
Human Kinetics, 2014
http://www.humankinetics.com/products/all-products/advanced-fitness-assessment-and-exercise-prescription-7th-edition-with-online-video

Rosmond, R., et al.
"A C-1291G polymorphism in the 2A-adrenergic receptor gene
(ADRA2A) promoter is associated with cortisol escape from
dexamethasone and elevated glucose levels"
Journal of Internal Medicine, 2002
https://www.ncbi.nlm.nih.gov/pubmed/11886485

Vicennati, et al.
"Response of the hypothalamic-pituitary-adrenocortical axis to
high-protein/fat and high carbohydrate meals in women with
different obesity phenotypes"
The Journal of Clinical Endocrinology and Metabolism, 2002
https://www.ncbi.nlm.nih.gov/pubmed/12161547

Wallerius, S., et al.
"Rise in morning saliva cortisol is associated with abdominal
obesity in men: a preliminary report"
Journal of Endocrinology Investigation, 2003
https://www.ncbi.nlm.nih.gov/pubmed/14594110

Alkohol, alkoholische Getränke und Bier

Välimäki MJ. et al.
"Sex hormones and adrenocortical steroids in men acutely
intoxicated with ethanol"
Alcohol. 1984 Jan-Feb
https://www.ncbi.nlm.nih.gov/pubmed/6443186

Purohit V
"Can alcohol promote aromatization of androgens to estrogens?
A review"
Alcohol. 2000 Nov
https://www.ncbi.nlm.nih.gov/pubmed/11163119

Milligan SR. et al.
"The endocrine activities of 8-prenylnaringenin and related hop
(Humulus lupulus L.) flavonoids"
J Clin Endocrinol Metab. 2000 Dec
https://www.ncbi.nlm.nih.gov/pubmed/11134162

Thaler MA. et al.
"The biomarker sex hormone-binding globulin - from established
applications to emerging trends in clinical medicine"
Best Pract Res Clin Endocrinol Metab. 2015 Oct
https://www.ncbi.nlm.nih.gov/pubmed/26522459

Widenius TV
"Ethanol-induced inhibition of testosterone biosynthesis in vitro:
lack of acetaldehyde effect"
Alcohol Alcohol. 1987
https://www.ncbi.nlm.nih.gov/pubmed/3593480

Nikotin

Biegon A. et al.
"Nicotine blocks brain estrogen synthase (aromatase): in vivo
positron emission tomography studies in female baboons"
Biol Psychiatry. 2010 Apr 15
https://www.ncbi.nlm.nih.gov/pubmed/20188349

Barbieri RL. et al.
"Nicotine, cotinine, and anabasine inhibit aromatase in human
trophoblast in vitro"
J Clin Invest. 1986 Jun
https://www.ncbi.nlm.nih.gov/pubmed/3711333

<u>Koffein</u>

Paton CD. et al.
"Caffeinated chewing gum increases repeated sprint performance and augments increases in testosterone in competitive cyclists"
Eur J Appl Physiol. 2010 Dec
https://www.ncbi.nlm.nih.gov/pubmed/20737165

Beaven CM. et al.
"Dose effect of caffeine on testosterone and cortisol responses to resistance exercise"
Int J Sport Nutr Exerc Metab. 2008 Apr
https://www.ncbi.nlm.nih.gov/pubmed/18458357

Cook C. et al.
"Acute caffeine ingestion's increase of voluntarily chosen resistance-training load after limited sleep"
Int J Sport Nutr Exerc Metab. 2012 Jun
https://www.ncbi.nlm.nih.gov/pubmed/22349085

Scholey A. et al.
"Chewing gum alleviates negative mood and reduces cortisol during acute laboratory psychological stress"
Physiol Behav. / Elsevier Ltd. 2009 Jun
https://www.ncbi.nlm.nih.gov/pubmed/19268676

Cannabis

Robert I. Block. et al.
"Effects of chronic marijuana use on testosterone, luteinizing hormone, follicle stimulating hormone, prolactin and cortisol in men and women"
Elsevier Ireland Ltd. 1991
http://www.sciencedirect.com/science/article/pii/0376871691900 68A

Harclerode J
"Endocrine effects of marijuana in the male: preclinical studies"
NIDA Res Monogr. 1984
https://www.ncbi.nlm.nih.gov/pubmed/6090909

Gene Barnett. et al.
"Effects of marijuana on testosterone in male subjects"
Elsevier Ltd. 1983
http://www.sciencedirect.com/science/article/pii/0022519383902 552

Sport und Testosteron (allgemein)

Rafael Timón Andrada. et al.
"Variations in urine excretion of steroid hormones after an acute session and after a 4-week programme of strength training"
European Journal of Applied Physiology. 2007 Jan
https://link.springer.com/article/10.1007%2Fs00421-006-0319-1

Benjamin C Trumble. et al.
"Age-independent increases in male salivary testosterone during horticultural activity among Tsimane forager-farmers"
Evol Hum Behav. 2013 Sep 1
https://www.ncbi.nlm.nih.gov/pmc/articles/PMC3810999/

F. Suay. et al.
"Effects of competition and its outcome on serum testosterone, cortisol and prolactin"
Psychoneuroendocrinology 24. 1999
http://www.uv.es/cortisol/art%20labnsc/1999/suay%20et%20al., %201999%20pnec.pdf

Jeff S. Volek. et al.
"Testosterone and cortisol in relationship to dietary nutrients and resistance exercise"
Journal of Applied Physiology. 1 January 1997
http://jap.physiology.org/content/82/1/49

HIIT

Gibala MJ. et. al.
"Metabolic adaptations to short-term high-intensity interval training: a little pain for a lot of gain?"
Exerc Sport Sci Rev. 2008 Apr
https://www.ncbi.nlm.nih.gov/pubmed/18362686

Paton CD. et. al.
"Effects of low- vs. high-cadence interval training on cycling performance"
J Strength Cond Res. 2009 Sep
https://www.ncbi.nlm.nih.gov/pubmed/19675486

P Herbert. et. al.
"HIIT produces increases in muscle power and free testosterone in male masters athletes"
Endocr Connect. 2017 Oct
https://www.ncbi.nlm.nih.gov/pmc/articles/PMC5551442/

Shiraev T. et. al.
"Evidence based exercise - clinical benefits of high intensity interval training"
Aust Fam Physician. 2012 Dec
https://www.ncbi.nlm.nih.gov/pubmed/23210120

Hackney AC. et. al.
"Testosterone responses to intensive interval versus steady-state endurance exercise"
J Endocrinol Invest. 2012 Dec
https://www.ncbi.nlm.nih.gov/pubmed/23310924

Hazell TJ. et al.
"Two minutes of sprint-interval exercise elicits 24-hr oxygen consumption similar to that of 30 min of continuous endurance exercise"
Int J Sport Nutr Exerc Metab. 2012 Aug
https://www.ncbi.nlm.nih.gov/pubmed/22710610

Burns SF, et al.
"Effect of sprint interval exercise on postexercise metabolism and blood pressure in adolescents"
Int J Sport Nutr Exerc Metab. 2012 Feb
https://www.ncbi.nlm.nih.gov/pubmed/22248500

Chan HH, et al.
"Oxygen consumption, substrate oxidation, and blood pressure following sprint interval exercise"
Appl Physiol Nutr Metab. 2013 Feb
https://www.ncbi.nlm.nih.gov/pubmed/23438230

Paoli A, et al.
"High-Intensity Interval Resistance Training (HIRT) influences resting energy expenditure and respiratory ratio in non-dieting individuals"
J Transl Med. 2012 Nov
https://www.ncbi.nlm.nih.gov/pubmed/23176325

Wingfield HL, et al.
"The acute effect of exercise modality and nutrition manipulations on post-exercise resting energy expenditure and respiratory exchange ratio in women: a randomized trial"
Sports Med Open. 2015 Jun
https://www.ncbi.nlm.nih.gov/pubmed/26213682

Boutcher SH
"High-intensity intermittent exercise and fat loss"
J Obes. 2011
https://www.ncbi.nlm.nih.gov/pubmed/21113312

Tremblay A, et al.
"Impact of exercise intensity on body fatness and skeletal muscle metabolism"
Metabolism. 1994 Jul
https://www.ncbi.nlm.nih.gov/pubmed/8028502

Heydari M, et al.
"The effect of high-intensity intermittent exercise on body composition of overweight young males"
J Obes. 2012;2012
https://www.ncbi.nlm.nih.gov/pubmed/22720138

Die Power-Posing-Studie

Dana R. Carney. et al.
"Power Posing: Brief Nonverbal Displays Affect Neuroendocrine Levels and Risk Tolerance"
Psychological Science OnlineFirst. 21 Sep 2010
http://www.people.hbs.edu/acuddy/in%20press,%20carney,%20c uddy,%20&%20yap,%20psych%20science.pdf

Plastikverpackungen und Weichmacher

Jane A Hoppin. et al.
"Reproducibility of urinary phthalate metabolites in first morning urine samples"
Environ Health Perspect. 2002 May
https://www.ncbi.nlm.nih.gov/pmc/articles/PMC1240840/

Li DK. et al.
"Relationship between urine bisphenol-A level and declining male sexual function"
J Androl. 2010 Sep-Oct
https://www.ncbi.nlm.nih.gov/pubmed/20467048

Castro B. et al.
"Bisphenol A exposure during adulthood alters expression of aromatase and 5α-reductase isozymes in rat prostate"
PLoS One. 2013
https://www.ncbi.nlm.nih.gov/pubmed/23405234

Asai D. et al.
"Structural essentials of xenoestrogen dialkyl phthalates to bind to the estrogen receptors"
Toxicol Lett. 2000 Dec 20
https://www.ncbi.nlm.nih.gov/pubmed/11137303

Martin Wagner. et al.
"Endocrine disruptors in bottled mineral water: Estrogenic activity in the E-Screen"
Elsevier Ltd. 2010
http://www.sciencedirect.com/science/article/pii/S0960076010003572

Impressum

Autor:
Mario Fried

Emre Arici
Eichenweg 22
24161 Altenholz

Telefon: +49 15756268416
Email: info@primal-instincts.de

www.ingramcontent.com/pod-product-compliance
Lightning Source LLC
Chambersburg PA
CBHW051100250726
48656CB00001B/403